時報出版

實用居家漢方美容

美顏針教父

沈瑞斌 醫師——著

穴位按摩　養顏食譜　日常保健　美顏針灸

＼不侵入、不動刀也能給你超強的逆齡美容法／

- 沈瑞斌醫師致力將美顏針的技術引進台灣，並創立了台灣
  顏面針灸醫學會，希望將專業技術推廣傳承給更多的醫
  師，造福更多的病人。相信這本新書會帶給大家耳目一新
  的感覺，也會對顏面針灸和中醫美容有更深入的瞭解。

——忠孝醫院耳鼻喉科主任 朱峻緯

. . .

- 沈瑞斌理事長將他多年的經驗和心得化成此本美顏書可以
  說集專業與美顏的精華大成！想要變美又不想要動刀醫
  美，想要美白又不想吃來路不明的藥品……

當你了解中醫美容，這些通通都不是問題，現在就讓我們
一起「中醫微整形」吧！

———中醫師 吳明珠

● 接觸沈醫師接觸中醫後，我才知道，原來「美」不是西醫的專屬權力。

———藝人 余皓然

. . .

● 沈瑞斌醫師是學貫中西醫學的專家，精研人體細胞活化專業，平素在臨床上應用穴位按摩、飲食調理及微細針法，來改善年齡增長的細胞老化現象，其療效獲得病患佳評。今日將一些簡易有效的方法收錄書中，具有實用性；本書的付梓，是不願生命刻痕留在臉上朋友的福音，值得收藏閱讀。

———台北市中醫師公會名譽理事長 林展弘

- 沈院長對美顏針的投入，百分百不遺餘力。這本書包含「居家美顏飲」、「美顏針灸」和非常實用的「沈醫師診療室」養生要徹底執行，但不要有壓力，保持輕鬆愉快的心情讀好書！

———電視節目主持人 高文音

. . .

- 這本書的內容包括了現代人最在乎的美容及抗老化，也涵蓋了一般常見疾病的保健。這是一本好書，結合了傳統中醫加上現代化的科學理論，特別是沈醫師使用淺顯易懂的語言娓娓道來，更令人容易吸收。

———柚子小兒科診所院長 柚子醫師陳木榮

- 沈瑞斌理事長將美顏針從韓國引進台灣後，致力於正統技術的傳承與推廣，實在是相當不容易。現今，在台灣絕大多數有在執行美顏針灸的合格中醫師都是沈理事長的學子，也造就了日益興盛的中醫美容新境界。

  ————台灣精準醫療醫學會理事長 張耕閣

· · ·

- 沈醫師把老祖先的智慧發揚光大，將針灸技術延伸到美的事物上，如何逆齡抗衰老，對抗地心引力、找回青春，此次難得集結成冊，這麼好的機會，有品味美感的你，實在無需我多贅述，又怎能錯過！

  ————藝人 梁赫群

- 沈醫師為人熱心，充滿活力。成為醫師們推舉、尊敬的顏面針灸醫學會理事長，期間積極推廣針灸養身美容之道，讓我們都心懷敬佩。

———皮膚專科 黃毓雅

. . .

- 如果說食療可以讓人簡單地獲得健康，那美顏針就是天上掉下來的驚喜了。本是用來治療顏面神經麻痺，也因為血液循環的改善和穴位的刺激，讓皮膚的飽滿、緊實、和光澤紛紛獲得提升，對抗年齡老化和地心引力帶來的歲月痕跡。

———外科女俠 蕭慕琦

美顏針灸

推薦序
韓國美顏針創始人 宋貞和教授

닥터 셴의 저서 출간을 축하하며

송정화 (한국 F.A.C.E. 학회 회장)

　　이번에 닥터 셴의 새로 출간한 "실전 한방미용" 저서에 대해 심심한 축하와 경의의 말씀을 전합니다. 닥터 셴 과 저는 2013 년 이래 제가 개발한 미소안면침에 관하여 여러 번 한국과 대만을 오가며 개최했던 워크숍을 통해 긴밀하며 때론 사제 , 때론 동료 같은 친분 관계를 유지해 왔습니다. 매번 대형 워크숍을 능숙히 개최하고 주도하는 모습을 통해 닥터 셴의 탁월한 리더십 , 조직력 , 그리고 매사에 신중하면서도 겸허하게 접근하는 그의 전문가로서의 자세에 늘 감탄하고 있었습니다 .

　　워크숍을 개최하는 동안에 제가 특별히 감탄한 것은 닥터 셴의 철저한 확인 정신입니다. 즉 제 강의가 끝난 후에 주니어 급 참여자들을 다시 모아서 제 강의의 핵심과 또 디테일에 대해 확실히 숙지했는지를 확인하는 과정을 꼭 밟습니다. 더욱이 온라인강의를 오픈하여 학원들의 궁금한점을 풀어주며 , 요즘같이 심각한 코로나사태속에서도 대형 온라인강의를 통해 임상경험이 풍부하지만

모호 해하는 부분이 있는 학회의사들의 의혹을 해답해주었습니다. 그의 이러한 태도는 저 에게도 큰 도움과 배움이 되었습니다.

한의학 강의는 이론면이나 실천면에서 수학 공식 같이 딱 떨어지지 않고 정성적인 면이 있어서 실제로 경험을 해 본 선배로부터 다시 확인하는 것이 필수적일 때가 있습니다. 닥터 셴과의 피드백 과정에서 강사인 저도 어떤 부분을 더 확실하게 설명해야 될 것인지를 터득하며 미소침의 강의모델을 확립하게 되었습니다. 이런 과정은 서로의 희생과 노력 없이는 절대로 불가능 한 일입니다. 또한 이 같은 강의모델은 닥터 셴 과 같이한 세계곳곳의 순방 강의에서도 응용이 되었습니다. 미소침의 침구 또한 닥터 셴 과 저의 끝임 없는 테스트와 튜닝을 거쳐 최상으로 적합한 침구를 찾을 수 있게 되어 미소침의 미래를 기약할 수 있는 계기가 되었습니다.

이번 출간한 저서를 보더라도 닥터 셴의 이러한 평소 건실하고 철저한 자세가 여실히 담겨 있음을 알게 됩니다. 특히 제2장 "미소침의 소개" 부분에서 그는 미소침이 이 세상에서 빛을 보게 된 동기와 과정, 그 필요성과 효과, 나아가서는 이와 연관된 구안와사의 원인과 치료, 그 과정과 성공사례 등에 대해 소상히, 그리고 있는 그대로 잘 기술하고 있는 점에 대해 찬사를 보내고 싶습니다.

그리고 제3장에서 본인이 직접 할 수 있는 일반 뷰티 미용 상식도 담고 있는데 이는 저도 평소에 늘 강조하고 싶었던 내용입니다. 기미, 주근깨, 미백 붓기, 건조현상, 다크서클 등을 경혈 이용 방식으로 처리할 수 있다는 내용은 참 좋습니다. 충분히 개 개인이 활용할 수 있는 방법이라 큰 효과를 거둘 수 있을 것입니 다.

미소침을 접하고 배우고 싶은 분이나, 동양의학을 연구하고 실 천에 옮기고 있는 많은 의사님들을 위해 이 책을 자신 있게 권하고 싶으며 특히 의학적 접근법이 점점 까다로워지고 양방으로 해결할 수 없는 분야가 점점 많아지고 있는 이 시점에서 이 책이 많이 읽 히고 환자들의 고민을 해결해 내는 일에 큰 업적을 남기시기 바라 는 바입니다.

또한 미소침을 알아보고 싶어하며 그에 연관된 고민거리를 해 결하길 원하는 일반인에게도 이 책을 강력히 추천하는 바입니다, 닥터 쉔의 따뜻한 이면이 책 안에 담겨있다는 걸 발견하시게 될 것 이며. 또한 일상생활속에서 자가 건강관리에 많이 도움이 되 시리 라 믿습니다.

다시 한번 축하의 말씀을 드리며, 닥터 쉔 과 같이 수고해주 시는 여러 의사선생님들께도 그들의 노고와 희생에 감사와 격려 를 전하고 앞으로 쉔 박사님의 대만 안면 성형학회가 무궁한 발 전을 거듭하기를 믿어 의심치 않습니다.

韓國 F.A.C.E. 醫學會 會長 宋貞和

首先，對於沈瑞斌醫師這一次最新出版的《實用居家漢方美容》著作，本人獻上深深的祝賀與敬佩之意；我與沈醫師相識在自 2013 年，從我開創並奠定「微笑顏面針」開始，多次與沈醫師合辦研討會，並透過往返台灣與韓國的密切聯繫下，我們一直保持非常緊密的亦師亦友之關係。

沈醫師在舉行及主持大型研討會的閑熟，處處顯露之卓越的領導才能及組織能力，和他對每件事的慎重及總是以謙和的姿態來呈現專業，總是令我讚嘆不已。

在舉辦研討會的過程中，我特別折服於沈醫師求是求真、堅持確切的精神；即便是在對醫師的講課結束後，沈醫師還會特別召集初學的醫師們，就授課的核心問題及細節，屢屢確認他們是否有熟練及理解；甚至加開線上課程，解答醫師們的疑惑，尤其在如此嚴峻的疫情期間，透過大型視訊教學課程，來完整解答醫師們雖執針多年但仍模糊的臨床細節。這樣的教學相長，也令我受益良多。

中醫醫學的授課，在理論及實作面上不像數學公式般有

明確模式可以依循。美顏針臨床的定位、定性與定量，需透過詢問及請益有著大量實際經驗的前輩，並一再確立認知是非常必要的過程；所以在這樣的過程中，沈醫師與我透過回饋與討論，確立了這套完整的美顏針教育模式。這樣相互往來的過程中，如果沒有雙方犧牲與努力的精神是很難收穫成果的。而這套教育模式也同時應用在沈醫師與我合作的世界巡迴演講的課程中。與此同時，我與沈醫師更為這套美顏針法索盡枯腸的物色並研調了最適用的針具，以助引領美顏針的未來。

從沈醫師這次的著作裡，讀者更可以感受到他平常極其踏實及認真的態度。在第二章述及微笑顏面針的介紹中，作者詳述微笑顏面針的研究，以及它為何值得發揚光大的動機和過程、其必要性及所追求的終極成果，更論及顏面神經麻痺的原因與治療，詳細地闡述透過美顏針治療的過程和成功的案例，關於這一點我深表贊同及賞析。

並在第三章中提及我們可以在家自己操作的美容常識，也是本人平時一直強調且想要討論的內容；我本人也很喜歡利用經絡穴道按摩處理黑斑、雀斑、美白、浮腫、皮膚乾燥和黑眼圈等症狀。這本書的內容真的很棒，非常完整且淺顯

易懂的介紹自我居家保養的方法，都是一般人可以自行充分處理並得到很大效果的技巧。

我在此鄭重地向所有想要認識並學習美顏針，以及為民眾衛教的醫師們鄭重推薦這本書，尤其在目前難以以醫學上的論點探究的病例有逐漸增多的趨勢下，越來越多西醫難以完善處理的領域更可以透過這本書來參考解決患者們的煩惱。

同時，我也對想要認識美顏針及想要以美顏針解決相關煩惱的民眾，強烈推薦這本書，希望此書能多多被購讀，以感受沈醫師對待求診患者溫暖的一面，並幫助民眾在養生議題上多所助益及貢獻。

再次恭賀沈醫師的新書出版，並感謝沈醫師對於美顏針教育及推廣的辛勞和犧牲，以及在沈醫師背後鼎力相助並付出的醫師們。並謹此預祝由沈醫師領軍的台灣顏面針灸醫學會生生不息、鴻圖大展——本人確信這點是無庸置疑的。

作者序
美顏針，妳這個壞蛋

　　一直以來，我都保持得相當低調，進入臨床 20 年來，鮮少在大家面前晃。自從打算發揚一套相對於整個中醫治療體系、歷史較為年輕的新創醫術「美顏針」，就必須稍微跟大家解釋一下她的機轉、以及這樣的治療能讓民眾嚐到什麼甜頭，又怎麼樣利用這套技術的原理讓民眾可以做到簡易的自我居家美顏，而且能讓專業醫師思考要怎樣把一套優質的醫術介紹給患者，所以這本書給他買起來、看下去就對啦！

　　醫療講的是一種風險管理概念，不是絕對值。逆齡抗衰老同樣也是一種風險管理，同樣是相對的。經過這樣的管理，會再年輕個幾歲，身體功能恢復得多少，針對皮膚光澤、臉部肌肉彈性的治療，也都是一個「復能」的過程，也都是維持年輕不老的秘訣！

　　近年來的養生風氣逐漸傾向想要自己動手做，人們總想著要 Do Something。這本書，有！絕對可以起到這樣的作用！

隨手一翻，信手捻來一個茶包優雅地喝一下，順手壓個穴道、或拿湯匙刮一下，都能是一個養生的好撇步！

　　觀念和態度從無到有要建立是要花時間的，這也是推廣美顏針時最常遭遇的問題，不管是患者端還是施術者端，付出跟收穫有時是不成比例的。民眾需要花一點時間正視自己的問題，同時也要有正確的健康觀念，這也是需要醫者協助你的部分；另外，醫者也需要消耗大量的時間和能量去成就一項醫術：聽講、操練、臨床、再聽講、再問問題、再試煉……不斷的鬼打牆、不斷的累積臨床經驗，才能達到這項醫術所能展現的高度，才能給渴望年輕、渴望青春的你，一項完美的技術！當然，大家都會是最後的受益者！

　　人們對於治療的錯誤期待，造成身體容易受到過量的介入。平衡，一向是中醫的強項。我常跟病人說，中醫就像勒沙特列原理，文言文叫做「補瀉」，補足身體的不足、排除

身體不需要的或有害的，利用操作「針」的方式來補正氣、瀉邪氣，進而改善生理失調的狀態…ㄟ…等等……大家先別睡（笑），這個意思就是說：我們的臉部肌肉、筋膜、韌帶、隔間、軟組織，如果張力不足、彈性不夠，不足以支撐我們的臉皮，自然就顯老；假如張力過強、肌肉僵硬，老是板著臉，一樣顯老。～這時「美顏針」就是王道了。這樣有懂齁～～辛苦了～～

「美顏針」善於創造初始條件。從一開始肉眼可見的差異，一路往幾年前的年輕樣貌走，然後持續做，一次一次的功能，慢慢地，就像蝴蝶效應一般，從小的變化，經過不斷放大，對未來就會產生極好的影響。從變年輕到不易變老或優雅地變老，這不就是我們一直以來的追求嗎？成為幾十歲的美魔女和小鮮肉唾手可得呀～

有句話說：「不是有了同行者才開啟旅程，是因為你走在路上才會有同行者！」感謝這一路走來陪在我身邊的同行者！因為有妳，才有了這個醫術！因為有妳的陪伴、支持與鼓勵，才有了這個世界所倚賴的基地！有了這個基地，美顏針這該被發揚的醫術才能茁壯！謝謝妳，我的醫術及心靈導師，宋貞和教授！

在中醫治療的道路上，能讓大家多一套有系統的思路、更全面的醫術，走出蹊徑，走出更多元的選擇，走出更寬廣的未來！

這是我熱愛的事，值得我一直做下去！
我，是沈瑞斌，沈醫師！

感謝您的駐足聆聽！

Chapter 1
中醫與美容

Chapter 2
美顏針灸—最健康自然的抗老回春術

Chapter 3
居家美顏生活

按摩保養篇

養生飲食篇

Chapter 4
沈醫師診療室—惱人的困擾，
交給中醫來解決

CHAPTER

1

中醫與美容

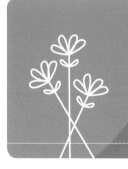

認識中醫美容

從古到今，**「美容」**一直是個亙古不變的話題，無論是哪個時代，都一定會有人在意自己的外表。也就是說，早在古代就有許多跟美容相關的研究。

在中醫上，美容的概念大都以人體健康，來維持外貌為主，很多的基礎、臨床學科都與其相關。像是皮膚病，如何改善皮膚的問題，就會提到怎麼去改善自身的身體狀況。所以有很多中醫相關的理論，跟西醫是有一定的差異的。

🌿 中醫美容與西醫美容

就以抗衰老的方面來說，中醫的醫美跟西醫的醫美，光是用民眾的角度來看，就很容易辨別出其中的差異性。以中

醫來說，比較偏向「**內在抗老**」**的過程**；而西醫，則大多是使用注射、雷射或音波、電波或手術等等，事實上這都屬於外在抗老的處理。但可能西醫在處理的過程中，能夠看起來比較年輕，最主要是因為西醫著重於改變外觀老化的過程，這似乎能讓老化的痕跡看起來不是那麼明顯，但相對來講肌膚的年齡並不會有太大的變化，而且通常可以發現，很多西醫的醫美還會結合一些機能性營養品，甚至會搭配一些美妝的保養品來做維持。

所以到最後會發現，不管中醫還是西醫也好，強調的都是從**內在**去調理、去抗老，而不是一直把皮膚拉得緊緊的。至於如何讓皮膚的年齡維持在一個比較好的狀態，甚至衰老過程可以比較慢一些，這之中就有一定的學問了。

中醫有一個**損傷性**的概念，譬如說我們的身體有一些缺陷或是疾病，而造成容貌或體態上的變化，所以會用一些中醫的治療方式來改善這樣的狀況，中醫美容即發源自此。所以我們可以清楚看到中醫跟西醫的差異之處，兩者從基礎理論就大不相同，中醫的基礎理論在於中醫的古典學說，西醫走的則是現代的醫學基礎，所以兩者是完全不同的醫療體系，在美容上的手法自然也不一樣。中醫常利用比較傳統的

食物、藥物、藥膳、針灸、推拿、氣功等等。

　　總歸來說，西醫美容注重外觀、局部皮膚與器官形態的再造，運用現代高新技術進行整形美容，以手術、藥物等醫療方式來改善或改變容貌及形體，以達到美容的目的。而中醫美容則是以中醫的理論為基礎，包括**治療性美容**與**保健性美容**，運用辨證論治的方法，對損美性疾病進行審證求因、審因論治，以內外兼治來維護身體的健康與容貌。

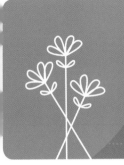

歷史悠久的
中醫美容

　　中醫美容是以歷代老祖宗流傳下來的中醫基礎理論為根本，一方面進行有損美容性疾病的預防和治療，另一方面研究如何美上加美，同時讓身心充滿活力、長保青春。前者是消極的，從治標開始，後者是積極的，重在治本。兩者雙管齊下，即可達到身強體健、凍齡駐顏、修復和塑造人體美與容貌美的目的。

　　中醫認為人體的組織結構，是一個既對立又統一的有機整體，身體的每個部位雖然各自獨立，卻又相互聯繫，牽一髮而動全身。所以不能只講求局部的美容，必須先從身體全面的調養做起，讓血氣暢通，陰陽平衡，全身舒適，美容效果才會事半功倍。

　　早在兩千多年前，中醫美容學就已經非常普遍。西元

1972 年在湖南省長沙市東郊出土的馬王堆漢墓中，發現了 14 種古醫書，其中已有關於藥物美容、飲食美容、針灸美容、氣功美容等的記載。例如在《五十二病方》中，清楚列出預防和治療疤痕的方劑，還提及長壽方與「令人面澤」、「去毛」和「黑髮」等各種專方。

中醫美容的方式多種多樣，常見的可分為中藥、食膳、針灸、推拿按摩、氣功等，此外還有心理和養生方法。藉由**內服外敷**來達到**滋潤五臟、補益氣血、疏通經絡、活血祛瘀、潤膚增白和減皺除斑**的作用，以抵禦外邪入侵而達到延緩衰老，進而成為健康美麗美化容顏的一種方法，是中醫美容的一大特色。每一大類又有若干種具體方法，如：中藥美容法，有內服法、外用法。外用法又分貼敷法、藥浴法等。而貼敷法、藥浴法又可再細分為皮膚貼敷、臍敷、穴位敷、熏洗、擦洗、蒸浴、浸浴等法。

🌿 以健康為基礎的中醫美容

中醫美容注重整體，根據內在健康為基礎，配以外形五官及頸部以上的顏面美化和修整；將容貌與身體臟腑、經絡、

氣血功能緊密相連，透過中藥內服、外敷、針灸、氣功及食療等方式治療，在健康的內在中求外觀的美。中醫認為人是一個有機整體，當做到整體的陰陽平衡、臟腑安定、經絡通暢、氣血充沛及身體各部的機能啟動，會使女性損容性疾病與身心退化延緩。中醫美容安全可靠，效果又持久及穩定。

　　中醫美容的方法五花八門，從古至今經由無數人的反復運用、篩選，一步步改進後日臻完善。**中醫的治療方法都屬於自然療法，安全可靠，無副作用，且避免了化學藥物及其它強行破壞的方式對人體造成的危害。**

　　相較於坊間一般的醫美療程，顏面針灸不僅不需要麻醉手術，也沒有注射藥物或填充物，相對安全許多。**顏面針灸可用來治療顏面部位的溼疹、神經失調，也能改善過敏性鼻炎及眼睛不適。**透過顏面針灸的技術，還可調理身體，讓眼睛變明亮的同時，也可淡化眼周、嘴角、額頭等細紋，達到臉部微整，可以說是一舉多得。

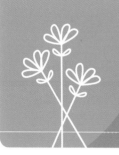

中醫美容學的基礎理論

🌿 中醫美容對於身體的好處？

中醫美容是中醫對人容貌美，型體美維護、修復、治療的一系列學問，它採用中醫的理論、技術、法則、藥物，對求醫者進行全面的治療和指導。在性質上可以分為治療美容——治療損害容貌的疾病和妨礙美觀的疾病，以及保健美容。在日常生活中以中醫的方法、技術防止人體的老化，維持人體的正常功能，促進身體活力，以達到顏面、皮膚、形體、毛髮等保持健康的活力自然美。此二者皆只是美容範疇內的兩種表達方式，在中醫理論和技術方法上不能斷然分開。

針灸除了治療疾病和調理身體外，還可以祛皺、美白。中藥進行人體內部的調節，或湯、或丸、或散，以及膏、露、酒等制劑，有許多不同形式；此外，還有外用中藥，如面膜，

濕敷，熏、蒸、洗，以及現代技術結合的離子導入和超聲波導入。上述皆能用於解決問題性皮膚，維護皮膚的潤澤、光潔、彈性。以減少皺紋，駐顏防衰。

當然，中醫美容也和西醫一樣，重視飲食調理，甚至放在更重要的位置，在中醫這叫做**食療美容**，除了認為飲食可以作為治療的輔助手段，還認為良好飲食習慣可以使人體更加健康，針對性的食品可以調動人體潛力，進而防止人體顏面老化。新科技的醫學美容有些是追求改變樣貌，而中醫主要是追求維持原本的體態，維持年輕時的樣貌，老得越慢越好，或者說可以優雅地變老，這才是中醫美容基礎的想法。

中醫學是以整體觀念為主要的思想，整體觀念是什麼？就是人，人體是以經絡臟腑的生理跟病理學做基礎。

中醫講的是「**辨證論治**」，所謂的辯證論治是中醫的**診療特點**，中醫美容是以健康美為首要考量，在很多的基礎學科、臨床學科的交織下，用中醫學的理論探討「外觀」，因為疾病而造成的外觀損害、損傷、缺陷，該如何去矯正，才能進而達到抗衰老跟養顏駐顏的效果。

🌿 中醫美容與臟腑密不可分

《黃帝內經‧素問‧六節藏象論》：「心者，生之本，神之變也，其華在面，其充在血脈，為陽中之太陽，通於夏氣。肺者，氣之本，魄之處也，其華在毛，其充在皮，為陽中之太陰，通於秋氣。腎者，主蟄封藏之本，精之處也，其華在髮，其充在骨，為陰中之少陰，通於冬氣。肝者，罷極之本，魂之居也，其華在爪，其充在筋，以生血氣，其味酸，其色蒼，此為陽中之少陽，通於春氣。脾胃大腸小腸三焦膀胱者，倉廩之本，營之居也，名曰器，能化糟粕，轉味而入出者也，其華在唇四白，其充在肌，其味甘，其色黃，此至陰之類通於土氣。凡十一藏取決於膽也。」

與中醫美容最為相關的，最主要還是體內的臟象，中醫講的是臟象學，也就是**內臟的現象**，所以中醫美容離不開全身調理。就以美顏針為例，針扎在臉上，有六條陽經經過，中醫所說的十二經絡，其中陽經影響內在臟腑的部分功能性的調整，所以光是顏面針灸，就可以牽涉到全人的調整，所以中醫美容有很多的學問，例如中醫的基礎理論、中藥學、中藥藥理學、經絡學說、穴道學、中醫營養學、皮膚科學、中醫的內科學、眼科學、耳鼻喉科學等等。

　　中醫美容的理論認為人是一個有機的整體，包含頭髮、皮膚、指甲等等都是整體的一部分，所以要達到陰陽平衡，內臟臟腑要安定、經絡要順暢、氣血要流通，所以中醫美容注重「整理」，這也可以讓效果比較持久，我們在電視劇中常見的像是清朝宮廷劇裡的阿膠、人參、珍珠粉等等，都有上述功效。

臟腑對美容的作用

　　針對中醫美容學的研究中，主要討論的是臟腑氣血津液經絡對美容的作用，而臟腑跟美容之間存在什麼關系呢？中醫很喜歡講五臟六腑、奇恒之腑，當然五臟六腑跟奇恒之腑就不多做解釋，臟腑學是指我們身體的生理、身理及功能，皆會對外在表徵產生影響。中醫學認為，臟腑跟五官之間有所謂的從屬關係，有些彼此會互相聯繫的有機整體。面容跟形體都是臟腑的一面鏡子，也就是說，我們臟腑的表現會直接體現在形體上，而臟腑氣血的興衰跟功能是否正常，會直接關係到我們的外觀、氣色與形體夠不夠健康美麗。

　　臟腑功能是否正常會透過經絡、氣血、津液輸送到我們

的表面，以滋潤皮膚，然後經由經絡、氣血、津液輸送至身體各層面，讓我們的外表能夠容光煥發，肌膚紅潤有光澤、眼睛有神、膚質細膩等。除此之外，中醫很喜歡談風邪的侵擾，風寒暑濕燥火屬於六淫。

該如何避免身體受到以上侵擾，也就是說，讓你身體受越少外邪影響干擾，這就跟皮膚表現出來的光澤亮度、精神有密切相關，所以面部色澤當然跟臟腑有絕對相關。我們知道肝、心、脾、肺、腎、青、赤、黃、白、黑，所以肝、心、脾、肺、腎，跟、青、赤、黃、白、黑是相對的，但所謂青赤黃白黑，不是指臉真的跟青面獠牙一樣青、臉真的黑得要命，兩者未必是完全一樣的喔！只是說有時候會偏暗沉一點，有時候像是受到驚嚇一樣臉色發青，而氣色不好，我們面部就會微黃，有點上火比較偏紅色，大部分正常的情況下面色是紅黃隱隱、明潤含蓄，我們五臟的分屬就是建立在這五色基礎上。

我們需要去判斷這些顏色到底要是什麼程度才算好，例如青要像什麼青？白要像什麼白？像什麼白是不好的？譬如說，白我們會希望像鵝的羽毛一樣白，而不是像鹽巴那樣死白；那臉的紅潤要像什麼呢？要像個白紗裏著一般；黑色也

是要看是什麼樣的黑，如果說是像墨汁那種，當然不是很好，但如果是像大地這種自然的黑，就是很好的。

再來是皮膚、毛髮、肢體跟臟腑等跟身體狀況都有一定的對應關係。我們希望這個從或牙齒來看出內在的變化，譬如皮膚毛髮的色澤、強硬度、柔軟度、韌度都會反映出我們身體的健康狀況，那五官跟臟腑之間是不是也有一些對應的關係呢？像肝、心、脾、肺、腎分別都可以跟器官對應，譬如說目舌口鼻耳是相對應的，所以鼻子呼吸道不順，我們就可以聯想可能是肺不順，而眼睛的狀況不好時，就可以推測出或許是肝不藏血、肝血不足，所以就會導致眼睛的乾澀、視力減退等等。

🌿 氣、血、津液、經絡對美容的作用

再來談談氣血津液跟美容有何關係，這裡的「氣」指的是什麼呢？其實我們身體裡具有一些有高強度活力的精微物質，這種物質有可能受到先天稟賦的影響，譬如說，從父母遺傳下來或飲食中間的營養物質，亦或是存在自然界的清氣，透過肺脾胃之間器官的綜合作用，讓氣正常運作，使人

體得以維持生命活動的最基本物質。氣，還有一些其他作用，像是**推動作用**，像是推動人體的**生長發育**、**氣血的生產運行**，或是**津液的輸送**，都需要藉由氣去發展，所以氣有一定的功能，氣同時也是我們**人體熱量的來源**，有溫暖身體的作用，氣也可以說，有防禦能力可防禦全身的肌表、面部皮膚，甚至還有固色的作用。

此外，氣還可以控制血和津液，津液指的是口水，但不只有口水，應該說是身體部份水分的代謝，氣可以用來收攝水分，讓水分不要亂跑，能去到該去的地方，而像這樣用氣的固攝作用，可以讓身體維持在一個很好的健美狀態。如果水分的代謝不是很好，排泄就會有障礙，不好的物質停留在身體裡面當然會造成浮腫、肥胖、眼睛腫脹等等。像是常常熬夜的人，水分代謝不好，通常面容就會蒼老很多。

再來是氣化作用，它可以讓身體的精氣、血、各種新陳代謝都能進行很好的運作，例如把飲食變成髓骨，或者把身體的津液經過代謝變成汗和尿液，食物經過消化吸收之後，這些殘渣變成糟粕，糟粕講得直白一點就是我們代謝的廢物，因為它有氣化的狀態，就能讓代謝順暢。譬如說，腎臟水分的代謝失常，可以發現患者身上水濕氾濫，眼瞼浮腫、

臉腫身體腫，如果血液的化色異常，也可看到臉色慘白、有一些瘀斑、皮膚乾燥無色澤，甚至毛髮脫落等等。

接下來要談的是「血」和美容的關係。**血是構成身體跟維持身體生命活動的一個基本的物質之一。**有很強的營養和滋潤作用，可以去對身體做一些滋養、滋潤的作用，我們藉此維持我們的容貌跟體態。

血是我們機體精神活動最主要的物質基礎。先前提到如果血虛或血氣運行不好，人就精神不好，神智就會比較恍惚，目光沒有神，就會失去形體美或是容貌美，所以血氣對身體是神色重要的。

津液指的是，我們身體內一切正常水液的統稱，例如可以在身體裡面到處流淌的胃液、腸液等等。當然，滋潤我們的五臟六腑，流到皮膚時，可以潤澤皮膚，也能讓我們的肌肉豐滿、毛髮光亮、眼睛有神和嘴唇紅潤。

如果津液不足，我們就會皮膚就會乾燥、肌肉鬆軟，甚至還會有毛髮乾枯、眼睛乾澀、嘴唇乾燥、乾裂等症狀。

🌿 經絡與五官

　　除了上述提到的臟腑跟美容有關係，氣血、津液跟美容有關係，經絡跟美容也是有關係的。我們常常講十二正經奇經八脈，還有別絡、孫絡、浮絡，這些絡脈等等，分佈在我們的肌肉、皮膚底下。身體正常的狀態下，經絡系統只要運行得好，全身氣血就運行得好。

　　不管直接或間接的關係，包含經過我們眼睛的經絡，像小腸經、三焦經，可以到目外眥、目內眥。除了小腸經、三焦經，心經與膀胱經也都跟我們的眼睛相關，膀胱經從目內眥開始，上行到額頭、頭頂，途經胃經，從我們的眼睛系統往下走到嘴邊肉、下巴。膽經從眼睛往下，走到臉頰往上走頭角，督脈上繫兩目之下中央，任脈上頤循面入目等等。

　　那鼻子又與什麼經絡有關？小腸經、大腸經、膀胱經都可以到鼻子。耳朵則有許多經脈，小腸經入耳中、三焦經，從耳後入耳中，走到耳前，另外，膀胱經可以到耳上角，胃經走到耳朵前面，而足少陽膽經則下到耳後。舌頭的話，三焦經、心經、腎經皆與舌頭有關，所以經絡的病變一定會影

響五官的功能，以及外表的美觀。

　　筋肉、皮膚與肌肉之間的關係也很重要，經筋的意思是指經脈的經，筋骨的筋，十二經筋是十二經脈之氣結聚於筋肉關節的體系。這十二經筋主要作用，就是連結四肢百骸，對關節運動有些幫助。全身皮膚跟這十二經筋的活動，常反映在體表的部位，所謂，欲知皮部以經脈為紀，就是我們要看經脈、經絡，它經過哪裡，可以讓這些經筋、皮膚、肌肉組織等連同皮膚底下的身體狀況可以走得比較完美、完善。所以為了保持肌肉的豐滿與皮膚的潤澤，經絡相對來說就相當重要。

　　臟腑或者是我們身體的四肢、五官，只要保持通暢，機體上下內外營養平衡，我們當然就可以保持健康魅力，但是在病理狀態下，我們的經絡氣血如果運行不暢的話，就會產生很多問題，所以頭面部跟經絡的關係是什麼？我們常常講手足三陽，這總共是六陽經，全部都上行到頭目，所以有頭者，諸陽之會的說法，也就是所有器官的功能，其實都跟我們頭面部的這個經絡有互相關聯，只要中間的循環氣血，運輸不是那麼順暢的時候，我們的臉部、頭面部就受不到滋養，所以要讓它受到滋養，經絡一定要順暢，也就是說五官跟經

絡的關係，其實是很直接的。

　　只要經絡或內臟器官產生病變影響到經絡時，就會連帶影響我們，譬如說，臉部的肌肉，肌膜，皮膚韌帶，如果它們的功能無法正常發揮，就會使我們的外觀美容受到影響。所以經絡學對美容的作用是什麼呢？人體的經絡系統能夠溝通、聯繫臟腑、皮膚筋骨跟五官九竅，透過串聯可以讓它成為一個有機的**整體**，所以中醫講的都是整體。這個整體觀從經絡自五臟六腑，直至我們的氣血，這樣的輸布可以維持很好的面部表現。經由這些經絡的刺激，對我們減肥和駐顏都有一些幫助，能夠讓你常保青春。這也是我們講的中醫學基礎理論之一。

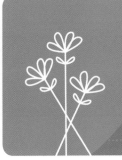

情緒影響
容貌與健康

　　只要出現一些先前所提風寒暑濕燥火這六淫的情形，自然會影響到身體，因此身體需要有足夠的能力去對抗這些東西。例如外感六淫，就是風邪、熱邪，對我們的頭面部有一定的傷害；再來就是七情內傷，我們講的喜、怒、憂、思、悲、恐、驚，這幾種情緒的變化，也是會影響到我們的頭面部。比如說，過喜傷心，過思傷脾，太憂慮會傷肺，驚恐會傷腎、憤怒會傷肝，所以我們的七情如果起伏不定的話，就會影響到內臟。內臟受到影響的表徵是什麼？我們講過像是憂慮、勞神勞心過度時會損傷心脾，造成心脾血虛時會出現早衰，臉部產生皺紋、憔悴、臉色會蒼白或萎黃。

　　若是長期的沉悶，然後被激怒感到生氣、煩躁致使肝失疏泄，臉上就會看起來是青灰色的，且會眼睛沒有神，指甲會蒼白、沒有光澤，臉部肌肉會抽搐、痙攣、眼瞼下垂等等，

都是跟肝有關係。所以現在科學驗證也認為，**人的神經內臟血管、肌肉、皮膚跟內分泌系統會隨著情緒的變化而改變**，相對來說，各種身心疾病，包括皮膚一些病徵的產生，或許也跟精神刺激、情緒有關。比如臉會常出油，容易長雀斑、粉刺，甚至有一些黑斑，或是色素退化的白癜風，跟皮膚退化產生的白斑，這些都與我們的情志有些相關。

所以中醫才說六淫會刺激身體，產生一些氣血跟頭面部的問題，譬如會有一些斑跟粉刺等等，都是由於外邪侵擾，為了解決這些問題，不管內服外用都會配合中藥來作處理，因為在熱邪解釋上會認為這是發炎反應之一，當這種發炎反應影響到頭面部時，就容易出現長疔瘡、針眼、口臭、粉刺或眼睛腫等狀況，而皮膚乾燥、脫屑、臉部肌肉乾燥抽動，這些也都跟外邪引起的發炎反應有關，因此六淫在頭面部表現上也是影響很大的。

另外還有飲食不潔，例如現代人常常飢飽失常，什麼叫飢飽失常？就是餓的時候餓過頭，飽的時候又飽過頭，因為餓過頭，所以吃很多，太肌餓造成攝取食物不足，氣血化生就不夠。現代人最常犯的錯誤就是用偏食來減肥，比如不吃全穀類、不吃飯，就會造成臉頰凹陷，這是因為肌肉受到脾

虛影響，所以我們常說脾虛的人老得快。

🌿 華人最常見的過勞引起脾虛

華人最容易脾虛的主因與我們的**文化**有關，因為華人常常會出現**過勞**的現象，這不是傷肝、傷身，就是傷心，傷身就是疲勞，那傷心就是憂思，也就是常常東想西想造成脾虛的現象。當脾虛時，面色就不好，臉會黃，像女孩子婚嫁後常常煩惱家裡、煩惱工作，黃臉婆這個形象就是這樣來的，這些都是華人常常會有的現象，也是為什麼華人那麼重視飲食的原因。就是希望能夠藥食同源，透過長期服用讓脾胃運作得更好，也能讓身體機能恢復得更正常一點，同時也可以達到抗衰老的效果。

我們也知道現今抗衰老有很大的市場商機，除了傳統的中醫藥治療或者維持之外，許多人會選擇用急速、快速的處理方式，譬如運用一些能量手術，或者注射化學藥劑，但其實這些能達到的效果還是有限的，只能流露於表象，視覺上可能看起來稍微沒有那麼老，但事實上肌膚年齡並未因此而變年輕，如果沒有做到很好的照料，還可能本來想要抗老反

而變成促老，促使你老化得更快。沒有人可以逃避老化的過程，也沒有人可以逃脫老化的威脅，不過換個角度想，我們可以利用一些比較自然、天然的方式去維持。雖然不能說可以達到百分之百抗衡宇宙自然循環的法則，但是我們可以利用一些方式讓身心靈延緩老化，我想這才是抗老的最高境界。雖說老化是無可避免的自然法則，但我們可以運用一些好的方式，去達到抗衰老的治療，這是很重要的觀念。

在門診上也常常看到一些勞逸損傷，過勞過逸不管是對於身體還是容貌，都會造成損害，譬如勞力過度、勞神過度、房勞過度通常都會導致精神萎靡、面色無華或腸胃功能混亂。像我們在做美顏針時，都會聽到患者說工作壓力很大，導致腸胃功能不好等等，但是在扎過美顏針之後，腸胃功能就會變好，這是因為經絡作用，平時不太滾動的腸子會常常脹氣，而扎針之後，你會聽到咕嚕咕嚕的聲音，這是因為經絡對於腸道有一定的作用，就是我們先前提到氣可以幹嘛？沒錯，就是有推動的作用，所以藉由經絡刺激，當然可以達到一定的療效。

正確地保護自己，才是抗衰老的最佳法則

綜合可知，各種傷害都會影響到我們的皮膚、臉，甚至留下一些傷疤，影響到表情跟動作，所以很多包括刀刃傷、水火燙傷或凍傷、蟲咬、藥物、日光、不良的化妝品等，這些都可能造成我們容貌上的缺陷，甚至平時使用的一些內服藥與外服藥，也可能會造成身體出現某些過敏反應。比如說曬斑，日光中的紫外線特別會讓皮膚的老化加重，所以不良的化妝品會刺激皮膚產生發炎、皮疹等問題，因此以上這些外來造成的傷害，都可能會對我們的皮膚、臉部甚至底下的組織、肌肉，產生瘀血腫痛的傷害。

得先看這種外來傷害是否能夠解決，遇到這種情形，我們當然是先急救處理，等到病狀穩定之後，再根據它所造成的傷害去做治療，其他還有一些像是先天性的疾病，或衰老的過程都容易造成臉部跟美容上的一些缺陷。

人的生長雖伴隨不易抗拒的自然過程，但從古到今的中醫學理論都談到，我們只要維持良好的正常功能，就算是六、七十歲的人，他外表也可以像是五十歲的人一樣，這是因為

他做好了該做的，也保護好自己，讓身體的臟腑功能運作正常，氣血循環順暢，當然就能達到一定的抗衰老作用，也可以讓病理性衰老的惡性進展得到緩解與維持。

而這就是我們所談中醫美容的一個基礎概念，我們一路從中醫的基本辯證，不管是陰陽表裏寒熱虛實，或是五臟六腑的辯證，甚至經絡或病因辯證，瞭解到當身體出現一些變化時，該如何做出相對應的處理。

美 麗 筆 記

BEAUTIFUL NOTES

◇　◇　◇

美 | 麗 | 筆 | 記

BEAUTIFUL NOTES

◇　　◇　　◇

CHAPTER

2

美顏針灸

最健康自然的
抗老回春術

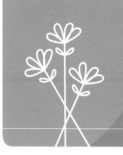

抗老救星——美顏針灸

中醫美容最主要的方式是使用針灸，也就是美顏針，另外也可搭配藥帖來強化美容效果。

美顏針的引進

為什麼台灣的醫美只有西醫在做？這個疑問十幾年前便縈繞在我的腦海中，於是我開始搜集世界各地相關的醫學技術，探討如何以中醫的醫理來進行臉部調整以及抗衰老。因緣際會下，遇見了來自韓國的微笑顏面針創始人宋貞和教授，並發出「怎麼有人能如此天才？」的感嘆，美顏針從中醫原有的穴道、經脈切入，並跳脫框架發展出一套獨有的針法去刺激肌肉，從筋膜韌帶進行臉部張力調整，整套微笑顏面針的技術讓人驚豔，也開啟了我建構最完整、最直接、最

深入的美顏針教育之路。

　　隨著民眾觀念的改變，現今多以更開放的態度來面對老化，因此對於逆齡、抗衰老的需求與日俱增，許多人進而尋求醫美協助，針對一些臉部輪廓的細節做微調，以改善皺眉紋、魚尾紋、抬頭紋等極易顯老的動態紋路，甚而希望能拉提下垂的臉龐，讓自己看起來更年輕。

　　傳統中醫治療有「一針二灸三用藥」的說法，針灸可說是老祖宗的智慧結晶。人體全身上下逾 360 個穴道中約有 100 多個穴道集中於頭面部，針灸除能治療身體各種疾病，若有顏面麻痺、左右不對稱的問題，也能透過顏面針灸調整改善，還能藉此達到緊緻皮膚、拉提蘋果肌的效果。

　　事實上美顏針一開始就是為了**顏面神經麻痺後遺症**而創，門診中常有顏麻患者發病後半年、一年，甚至更久，途中用盡傳統治療方式，仍無法改善面部表情不協調，以致影響工作表現及人際關係，可在經過美顏針治療之後，其臉部症狀皆能獲得改善，因此，這套針法更是顏面神經麻痺後遺症患者的希望。經由廣泛涉獵西醫方面的技術，我致力於面部年輕化的研究，將臉部微調、拉提的原理融會貫

通，應用在顏面針灸上，透過美顏針這項技術，自然地讓已經老化的臉部皮膚恢復緊緻，也因此奠定了美顏針在中醫醫美的地位。

認識美顏針

微笑顏面針，簡稱美顏針，是由韓國慶熙大學教授宋貞和醫師於 2000 年左右所開發。2007 年開始陸續在日本、美國、法國、德國、希臘、義大利等國授業，2013 年則初次將微笑顏面針法傳入台灣，我也在同年開始師從宋貞和教授。

有別於以人工的方式改變原先模樣，美顏針是以 0.10mm~0.14mm 比頭髮還細的細針，去刺激我們的肌肉、筋膜、經絡、經筋、皮部，達到恢復皮下的**血液循環、皮膚彈性**的效果，是一種能夠用很自然的方法使皮膚恢復青春的治療方式。

運用顏面針灸的獨特手法能加速臉部不對稱的恢復，不論是針對先天性或後天性臉部神經麻痺、雙頰不對稱，或是

因壓力太大、臉部緊繃，想恢復明亮氣色的人，都能藉由顏面針灸獲得改善。皮膚的血液循環和肌肉是相連結的，以柔和的方式施針，刺激臉部循環，使顏面明亮，恢復皮膚彈性，向上拉提，更能有效地使臉部印象改變，煥然一新。

施針的技法以穴道、經絡為出發點，結合肌肉、筋膜、韌帶，甚至脂肪隔間的結締組織，經過不斷精進，發現透過促進氣血循環，對於臉部的血流、細紋，甚至對於臉部的肌肉收縮與兩頰勻稱性，會有一定的幫助，有助讓臉部重現光采、回復彈性，延緩老化。臨床上顏面麻痺的病患，運用中醫美顏針治療，約 2 周能恢復到 7~8 成，可幫助顏麻患者縮短 1 倍以上的恢復速度。

現今醫美保養盛行，雷射去疤、儀器拉提等選擇多元，但醫美微整多屬於輕微刺激的熱效應後重建，皮膚容易出現發紅、結痂過程。而中醫美顏針不經手術、不需麻醉，是利用針灸刺激，不會破壞皮下組織、也未注射填充物，主要經由微細針灸臉部經絡、經筋、皮部，並結合肌肉、筋膜針刺調節，因為改善氣血循環，臉部自然變得明亮有神，除能改善皮膚老化造成的下垂和細紋，無形中也能淡化斑點和黑色素。

🌿 台灣顏面針灸醫學會

在沒有化學的副作用下，以美顏針來達成臉部平衡調整及拉提的效果，這樣的針法很自然地得到大眾很好的反應。透過美顏針來整型，目的是讓原先的樣子很自然地獲得改善。然而，這是一個高度依賴醫師技術能力的針法。因此我與宋貞和教授創立了台灣顏面針灸醫學會，讓有興趣的醫師能直接接觸原創者宋教授進而打穩基礎，並協助後輩建立新型診所，創建台灣顏面針灸醫學會 (Facial Acupuncture for Charm and Elegance，即 F.A.C.E. 美顏針的由來)，健全台灣美顏針醫師的「教」、「考」、「用」制度。

並由醫學會培訓的種子教官一步一步溫和但堅持地教導，直到學會完整的針法，經過長年經驗累積，逐漸發展出一套極其嚴謹有系統的課程，讓每位學習的醫師經由三階段的授課在半年內就可以完全了解到這套針法體系的精髓，台灣顏面針灸醫學會更被宋貞和教授譽為「台灣美顏針的良師」及「世界美顏針的基地」，在台灣也創下一年舉辦 12 場大型實作研討會的紀錄，更吸納來自台灣、港澳、美國、澳洲、韓國等世界各地的精英與會。

　　台灣顏面針灸醫學會在業界將有如認證標章一般，在我們與原創人宋教授的堅持下，每位美顏針醫師的技術都必須通過嚴格的考核，才能取得台韓雙證書，凡是醫學會訓練出來的醫師就是品質保證，說實在的，這個建造的過程備極艱辛，但能將這套針法發揚光大，我們依舊樂在其中。近年更和宋教授一起踏遍紐約、法國、義大利等歐美國家講學，讓這套針法走出亞洲，希望藉由台灣做為技術基地、創造技術流量，有朝一日能遍及全球。

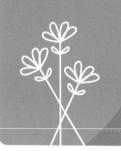

老化不可逆，
但樣貌可逆！

重回年輕時的樣貌

　　人在 20 歲、30 歲、40 歲、50 歲、70 歲，每個階段皮膚老化的狀況都不一樣，像 20 幾歲的年輕人，熬夜過度的話會臉部看起來會有點鬆垮，可是很快就能恢復原樣，尤其是只要來診所扎個美顏針，啪！臉的皮膚一下子就回彈起來了。但到了 50、60 歲，可能只要喝個酒、熬個夜或是壓力太大等等，臉一下就鬆下來了。這也是為什麼我們在針灸的時候常常看 60、70 歲的人，他們一開始是方形的臉，但在扎過幾次針後，臉型就變圓了，這是為什麼呢？答案是：對方年輕的時候其實本身就是圓臉，而他現在還在沾沾自喜地說自己是尖臉，其實並不是的，那是因為隨著年齡增長，皮膚老了、鬆了，所以當做了一些治療之後，就會彈回以前的臉。

　　有的人不滿意自己是圓臉，但事實上，原本的圓臉才代表膨潤，所以某一些角度要圓、某一些線條角度修飾要順。譬如說蘋果肌能夠撐得起來的前提，首先，要看眼睛周圍肌肉的彈性是否充足；第二，側臉不能下滑，顴肌要放鬆、要夠彈性這時側臉就有往上拉的力道，因此是依靠肌肉的力量，只要肌肉恢復彈性，就會把皮膚往上拉提。所以人是不是在年輕的時候肌肉都很有彈性很輕易就能放鬆。可是現在大家提到放鬆，只會想到臉部完全癱掉都不動，然而中醫這裡指的放鬆並不是這樣，而是肌肉得到一定的放鬆後，肌肉的血液灌流增加，讓肌肉恢復了該有的彈性。

　　緊接著要探究為什麼我們人老了以後皮膚會下垂，第一、因為我們的肌肉變得沒有彈性，甚至萎縮，因此撐不住骨頭，所以首先是因為骨頭無法被肌肉支撐，造成骨頭往裡面縮。這時你以為皮膚會因為有彈性而跟著往裡面縮嗎？並不會，皮膚是往外下垂的，簡單來說，就是你的頭骨是縮小的，可是皮膚因為已經被撐大，所以縮不回去自然就只能下垂了。

　　下垂該怎麼辦？我們可以利用美顏針灸解決，刺激皮膚底下的**筋膜**、**肌肉**、**韌帶**，以回復原本的**彈性**及**張力**，當彈

性和張力足夠時，骨頭萎縮的速度就會變慢，附在上面的這些肌肉、皮膚等軟組織，循環就會變好，因此臉色也會變得比較紅潤。所以能看到扎完美顏針的每位患者臉色都是既紅潤又富有彈性，這就是美顏針的好處，能夠讓臉部狀態朝年輕的方向走。但如果想要膚況一直維持在那種不會老的狀態，就需要持續治療，這跟醫美其實沒有不一樣，同樣需要一直持續做。只是醫美是愈打愈多不同的藥物，有的打到最後甚至還要拉皮，這代表打進去的物體沒有辦法達到太長時間的支撐，只是暫時性的填充而已，必須同時對皮膚進行保養。

我們常常因為壓力、緊張、工作過勞，而導致肌肉緊縮，經由療程把肌肉鬆開之後，肌肉便會順著本該向著的方向轉，如此一來肌肉就會提上來了。而老人也可以用針灸，只是花費的時間會比一般年輕人久一些。像 20、30 歲的青年，只要一個療程效果就可以維持好久，但老人家有時候做到三個療程搞不好都維持不了半年，原因是因為皮膚底下的部分肌肉張力彈性不足，所以在治療過程中，如果有扎到一個定點覺得效果還不錯的時候，就要請老年患者維持療程，看是固定兩個禮拜或三個禮拜來做一次，慢慢地來維持臉部肌肉的張力彈性，達到最好的抗齡效用。

🌿 青春的可逆性！

過去案例中有一個老年患者將近 80 歲，她來做了三輪美顏針，經過三個療程之後，她的外貌看起來就像是只有 60 幾歲一般，因此我們可以證實**青春是可逆的！**雖說是用針灸去扎針，但其背後的原理，是類似去做到活化，因此美其名是針灸，但事實上已經將筋脈、穴道、肌肉、骨骼跟解剖構造等全部結合在一起了，所以並不是只有肌肉被活化，筋脈、穴道等等也都一同被活化，皮膚自然看起來就會變得紅潤年輕。

因此針灸時，重點永遠不在那支針，主要的關鍵是在於醫師的技術，是否有辦法準確地扎到那一塊肌肉的重點位置，這也就是醫學之所以會存在的原因。在此想要強調的是，並不是擺盤漂亮水果就會好吃，想要有效還是需要擺到正確的位置，才能夠讓皮膚真正地彈起來。

原則上成功的療程在治療後的當下就可以直接看見肉眼可見的差別。例如曾經有一位小姐，看起來像是只有 20 幾歲，可實際年齡卻已經 35 歲了，緣由是某次她去高雄衝浪，有一位美容師向她推薦了美顏針，經過引薦她找到了我。剛

來診所時，她原本很ㄅㄨㄚˋ怕會很痛，結果不然，在我全部扎完後，整個過程她都沒有哀嚎半聲，因為美顏針所使的針都很細，扎針的當下其實並不會有太明顯的感覺。

當肌肉彈性變好，一鬆開後就會貼緊皮膚，一撐開紋路就變少，所以減少紋路的方式，並不是拿個熨斗之類的工具去把它燙平，而是運用針灸讓肌肉供應的血液循環更好。疏通後能夠堆的才是真正堆的進去，而非一直講，吃什麼可以堆進去，但問題是就走不通了，怎麼堆進去？所以一定要疏通肌肉的血循，一旦通了，皮膚就活化，才能重返年輕樣貌。

🌿 美顏針幫你找回自然微笑

因此美顏針不單單只是為了改善皺紋，而是會考慮整個臉型，當臉上的每一塊肌肉都富有彈性，臉型自然就變得柔順，當肌肉完全放鬆有彈性時，就會擁有自然的微笑。像是小 BABY 的皮膚肌肉絕對不可能是僵硬的，所以每個小 BABY 在睡覺的時候，都可以看見臉上有個自然的微笑。美顏針的目的就是要達到在針灸後，讓肌肉恢復原本的彈性和張力，讓你擁有自然的笑容。曾經有位客人治療前都板著

一張臉，扎完針之後雖然人沒有刻意笑，但臉上還是會出現一個自然的微笑。綜上可知，當肌肉張力恢復彈性就能達到一個拉提的效果。

但除了皺紋的困擾之外，黑眼圈也是常見的美容課題。會有黑眼圈是因為眼周循環不好，如果循環變好，黑眼圈自然就會淡化，那緊接而來的就是為什麼眼袋重？原因是眼輪匝肌沒有力氣，下面的筋膜也沒有力氣，加上底下的脂肪老化，這些都能夠藉由美顏針改善，美顏針能夠讓循環變好，除了脂肪，其他軟組織也會恢復彈性，黑眼圈和眼袋也就自然會變淡了。

有很多原本要做手術的案例，都是經由美顏針變好，我們當然無法跟患者打包票說可以改善到什麼樣的程度，但藉由這個方法可以做到，你一樣會衰老，但是衰老的速度可以非常的慢，幾乎達到凍齡的狀態。比如我幫某位 35 歲的小姐扎針，扎完一個療程她可能可以重回 30 歲的狀態，之後若持續針灸，直到她 45 歲的時候可能看起來會像 35 歲，她問為什麼還是會變老？這是當然的，人一定會老！但雖然你實際年齡增長了 10 歲，可容貌卻只老了 5 歲，這樣算不算是一種凍齡？

老得健康老得慢

有一些人 38 歲開始做美顏針，做到了快 50 歲，但她的外表看起來卻還是像 38 歲一樣，這是因為皮膚底下的功能有 HOLD 住，這也是中醫厲害的地方。就像吃藥膳燉雞湯，裡面包含很多補氣、補血、補腎的藥材，就是為了要把身體的機能 HOLD 住，但同時又可以起到抗衰老的作用。因此針灸可以做到的效果其實很多，包括左右臉不對稱，也可以藉由美顏針的方式刺激，讓臉部慢慢產生反應。

但並不是指中醫美容會把你變成完全不同的樣貌，中醫追求的是年輕時的自己，如果是想要變成別人的樣貌，這應該要去手術整形，所以有些病人來會諮詢一些問題，像是一位做了很多醫美的女子，她來的第一句就問「我可以撐多久？我可以變成什麼樣子？」其實中醫做的就是幫助人變成年輕的自己。所以坊間很多的器具，用推的或壓的等等，都是想辦法減少紋路，讓臉不要垂下來，其目的是去按摩這些肌肉，但因為沒辦法達到那麼深層，都是在表層，所以可能會按了半天，一覺醒來還是原樣。當然可能還是會一些有效果，如：血循會好一些，彈性也會好一些只不過非常短暫，沒辦法長時間維持。例如去按摩臉，可能今天按完後覺得好

厲害喔，但兩天過後臉還是垂下來了，因為那樣按摩的效果持續不久，即使已經用了很大的力道去按壓。

　　臉部肌肉是有層次的，而且肌肉收縮的向量經常互相拮抗，同一個點按壓得用力，但如果能用輕柔的方式就可以把臉部肌肉鬆開，為什麼要那麼大力？就像拿粗針扎臉，會造成肌肉的痙攣，短時間肌肉的收縮，當然會使皮膚看起來好像比較挺，可這種收縮可以持續多久？我想不超過 1~2 天，一定又會垂下來，之所以要用細針去調，是因為要以最少、最集中的刺激，達到完全的放鬆跟恢復彈性，所以美顏針所使用的針基本上都比髮絲還要細。

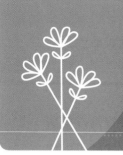

美顏針
抗老回春案例分享

　　沈醫師曾收治 1 位七旬的女性，初診時臉型下垂略顯正方形，經過 1 個療程 5、6 次的施針後，臉部線條經由修飾後變得柔和、下巴微尖，一切彷彿回到年輕時的狀態；另外 1 位 17 歲的女高中生正值青春期，每次照鏡子、拿尺測量兩邊臉部就是不對稱，施以第 1 次美顏針調整後，左右臉 1 公分多的差距就此消失，由於本身皮膚狀況還不錯，後續每個月再施針維持保養就行。至於較為嚴重的病況，例如針對急性顏麻病患，1 至 2 天就要施針 1 次。

　　如果因為細紋多、臉色黯淡等因素，原則上每 5 至 7 天施針 1 次，每次治療約需 1 小時，讓施針處能夠持續發揮作用，通常施針當下肌肉鬆開有彈性，就會看到嘴邊肉和蘋果肌的拉提效果。值得注意的是，臉部肌膚若長滿痘痘膿皰，建議先治療暗瘡再施針。

　　先前提到臉部的穴位也能與身體器官相對應，臨床上觀察到美顏針能緩解水腫、腸胃症狀，改善睡眠，以及疏通因常打電腦導致肩膀痠痛等效果。此外，每個部位施針都有一定的規則，並非針對某個部位的肌肉扎針愈多愈好，相反地可能造成肌肉過度收縮，而導致臉部鬆垂。

　　多年中醫美顏針灸臨床經驗可以發現，所謂「美顏針」，不單只是針灸穴道的原理而已，也是經絡學的延伸，起初用來改善顏面神經麻痺、顏面不對稱，後來才廣泛應用至美容層面。因此，中醫美顏針灸需精通臉部經絡、經筋、皮部，並結合肌肉、淺筋膜，藉由針刺調節，促進頭臉的氣血循環，修飾臉部線條、改善肌膚循環代謝，如此臉部自然澎潤、不易長斑且淡化細紋。

　　進一步說明，經絡系統是指氣與血的通道，遍布全身，經絡上有無數個穴道，刺激這些穴道，可讓經絡內的氣血循環順暢，幫助體內排毒。人的臉部有 100 多個穴道，12 條正經的走向依序是內臟、手部、頭臉部、腳部，最後再回到內臟，藉由扎針時患者的針刺反應，有機會發現身體潛在問題，進而得到改善。例如膀胱經與胃經主水分代謝及脾胃運作，故施針於臉部的膀胱經及胃經區塊時，也能幫助消水腫、改

善消化道不適症狀;而三焦經及膽經能去除痰濕,故施針於臉部此兩區塊時,有助減少脂肪堆積。

療程中通常可以一邊針灸一邊和施術醫師聊天,藉此也能了解患者有哪些潛在疾病,臨床上患者的接受度頗佳。美顏針能放鬆臉部並刺激萎縮肌肉,使肌肉恢復張力,肌肉有彈性,骨骼就不會萎縮,自然能加速改變臉部不對稱或下垂情形。首次施針後就有明顯感覺,能感受到肌膚光澤、紋路稍淡,且眼神更明亮。

中醫美顏針不影響醫美療程,甚至有相輔相成之效,曾有患者因為割雙眼皮術後腫脹了 2 個月,施以 3 次美顏針後便全數消退。但建議術後盡量不咬硬物及口香糖,避免導致大小臉,且應維持規律作息,避免喝酒,因酒精容易使肌膚鬆垮下垂,影響療效。同時也要提醒,**接受相關治療前應諮詢專業合格的醫師,並與醫師說明是否有服用抗凝血劑或活血食物,避免療程後產生瘀青、腫脹的困擾。**

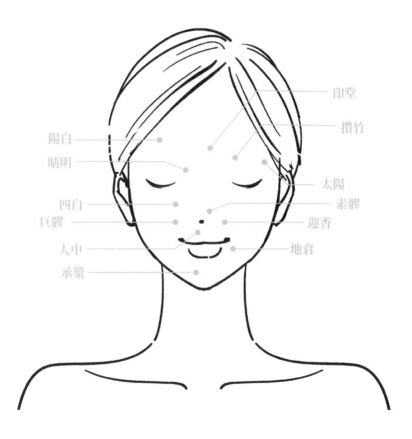

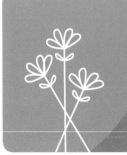

美顏針灸
與顏面神經麻痺

　　顏面神經麻痺簡稱顏麻，又分**中樞型、周邊型**兩大類。中樞型主要以腦血管疾病為主要病因，比如腦中風、腦瘤等，周邊型病因不明，多半跟病毒、細菌感染，以及人體免疫疾病有關，病患人數當中，又以周邊型顏麻患者占多數，發病後兩周是黃金治療期。中樞型顏麻病人雖然有下眼瞼下垂、嘴角歪斜向健側，常會合併同側半身不遂等症狀，但其額頭皺紋正常可以閉眼，患側皺眉與顏面反射仍舊存在。

　　此外，周邊型顏麻病人常見眉毛低下、嘴角歪斜，閉起眼睛可見眼球向上轉，眼皮閉不緊、流眼淚，偶有耳後壓痛、味覺失靈等，其患側皺眉與顏面反射消失，患側額頭皺紋消失或變淺，與法令紋消失或變淺，伴有眼瞼閉合不全等。

　　顏麻患者發病後常會接受西醫治療，通常使用類固醇、

維生素 B 群修復神經，避免神經發炎，也可以接受中醫療法針藥並施，由於患處肌肉叫不醒，利用針灸療法可以讓肌肉醒過來，針刺肌肉能夠促使肌肉放鬆或收縮。不過，一般針灸的針具比較粗，扎在臉部往往比較痛。因此，使用最細的美顏針治療顏麻疾病，患者常會無感或感覺被蚊子叮到，接受度相對比較高，而且療程大幅縮短一半左右。

案例：我的門診裡，顏麻的患者不少，曾有位 35 歲的上班族，因為工作壓力大且長期熬夜，有一天突然發生了左臉面癱，面神經損傷 90%，在經過美顏針密集治療兩週後，她的同事幾乎看不出來她的臉不對稱；另有一位 40 多歲的女性，因為有側聽神經瘤而導致多年面癱，經過數月的美顏針治療後，原本木僵的右臉，有了活動的生機。

一旦發生顏麻之後，最好立即就醫配合治療，通常恢復狀況良好，倘若錯失黃金治療期或恢復狀況不良，以致造成臉部表情不協調、眉毛低下、嘴角歪斜等後遺症，屆時就算後悔也來不及。

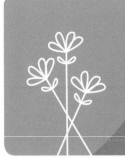

美顏針
的七大效能

1. 提升肌肉彈性：透過減少肌肉緊繃、恢復肌肉彈性，來緩和皺紋；美顏針有促進局部血液循環的效果，使皮膚本身彈力上升，進而自然地拉提，使氣色變明亮，把給人的印象變柔和。

2. 緩解八字皺紋：顏面外部繃緊的肌肉失去彈性、皮膚失去支撐力，進而產生了八字皺紋，可以藉此針法來緩和地恢復肌肉力量。

3.V-line：咬肌會妨礙 V-line。美顏針可以很俐落地處理較寬的咬肌，也可以很自然地活化深陷的肌肉群，做出美麗自然有活力的 V-line。

4. 皮膚的拉提：皮膚鬆弛的根本原因是肌肉的平衡被破

壞，美顏針可以扶起萎縮鬆弛的肌肉，也可以緩和收縮的肌肉，有確實拉提的效果。

5. 改善左右不對稱：人們的臉因為後天的肌肉大小及左右不對稱而造成差異，這樣的情形非常多，美顏針可以針對不對稱的肌肉大小進行調整，自然地解決不對稱臉的狀態。

6. 淡化眼周細紋及黑眼圈：眼睛周圍血管和經絡作用的萎縮，可以利用美顏針來恢復眼周的肌肉彈性，讓外部的皮膚支撐接近原來的狀態，還你清澈的眼神。以中醫學的理論來說，黑眼圈屬於痰飲和血瘀的範疇，美顏針可以調整痰飲，調節支配眼睛的經絡，幫助眼下部分的甦醒，除去循環障礙，協助脂肪組織的分解排出。

7. 消除額頭的皺紋：做表情時過度連續性的使額肌收縮，產生了額頭的皺紋，美顏針可以消除額肌及周邊肌肉的緊張，恢復豐滿自然漂亮的額頭。

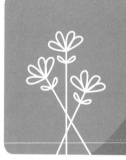

美顏針
的 6 個特色

1. 自然：效果自然，看起來不會過於人工。。

2. 沒有副作用：美顏針是一種可以淡化皺紋及拉提的技術，有別於一般認知的化學注射及人工填充物，不會有副作用，頂多僅有輕微小範圍的瘀青。

3. 持續使用更有效：不只是以單純刺激皮膚的方式，而是藉由刺激皮下的肌肉筋膜來達成深層血液循環的改善，非單一次的刺激可以根本治療。

4. 痛感不明顯：頂多有些輕微刺刺的感覺。大多數人認知的整型手術，即使上了麻藥，術間術後也是有相當程度的疼痛；而美顏針因為使用特殊的針具，所以可以減輕疼痛，甚至具有輕微的麻醉效果。

5. 不影響日常生活：對於忙碌的現代人比較不會有時間上的負擔，有別於整型手術後需要休息 7 日。

6. 健康：以一般整型的方法去除皺紋，同常無法同時改善氣色；美顏針是讓肌肉、軟組織、皮膚同時變健康，是一舉兩得的施術方式。

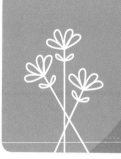

沈醫師的美顏針 QA 大問答

❶ 請問您是何時開始接觸美顏針療法的？為什麼會選擇？

A 我是從 2012 年開始廣泛接觸各式美顏針，包括日本及韓國，尤其以韓醫的多樣手法吸引了我去鑽研，並同時思考在台灣西醫醫美當道的環境下，該如何不以破壞或植入的方式來達到抗老美容的效果。

❷ 您覺得跟醫美比起來，中醫美顏針的效果如何？

A 首重自然！經由微細針灸臉部的經絡、經筋、皮部，並結合肌肉、淺筋膜針刺調節，透過改善氣血循環，使臉部明亮有神，並可改善皮膚老化造成的下垂和細紋，對於乾性

皮膚及青春痘等皮膚狀況有相當不錯的效果！此外，還可促進膠原蛋白的增生、回復皮膚彈性、增加皮膚的保濕效果……等。

❸ 為什麼選擇 F.A.C.E. 美顏療法？ 它跟其他美顏針療程有什麼不同？

....

A 自從 2013 年接觸到宋教授第一次來台傳授的 F.A.C.E. 針法後，發現它在改善皮膚老化下垂、調整臉型的效果更好，更可以改善不對稱臉、口眼歪斜等病態，甚至對於蘋果肌、小臉、縮腮幫子的效果更明顯！

❹ 什麼樣的人適合做美顏針？有任何副作用嗎？

....

A 其實只要是對自己臉型、紋路、膚質、色澤、彈性不滿意者皆可考慮做美顏針。因為不是手術，而是微細針刺處理，所以不會有副作用，美顏治療從開始到結束約一個小時，可以馬上回歸工作崗位。

❺ F.A.C.E. 美顏針療法需要做幾次才可以看到效果？ 真的
有效嗎？

A 效果在施針當下就會顯現，取下針後可以立即感受到好的
改變，與人工植入或注射是不同的。因為每個人的皮膚狀
態不太一樣，為了達到持久的美容效果，年輕的皮膚治
療約需六次，年紀大些的約需十二次的療程。當療程結束
後，建議一個月固定施針一至二次。

❻ 一般人對美顏針療法需滿臉扎滿針感到很痛很害怕，請問
患者接受度高嗎？

A 因為目前使用的針具粗細為 0.10mm ～ 0.12mm 的高科技
微細針，比髮絲 0.15mm 更細，大多數針刺並無感覺，極
少數針刺點微微痠刺感，還可一邊針灸一邊和施術醫師聊
天，因此一般接受度極高。

當然，這還得取決於醫師的能力，這也是台灣顏面針灸醫
學會存在的目的，為台灣把關顏面針的技術。

❼ 美顏針療程通常如何收費？

A 在台灣因施術者的能力差異、針具的良窳不同，而有不同的市場價格。

當然自由市場機制，很難論斷價格。同一套技術在美國就有 250 美金到 600 美金的地域性差異，在歐洲更有 1000 美金之譜，而在台灣技術優良的醫師大約可在 150 美金左右，當然還是市場導向，以上僅可參考。

❽ 韓國美顏針的技術跟其他國家有什麼不同？

A 美顏針技術在 20 年前於韓國、美國、日本各地萌芽，約在 17 年前宋教授的 F.A.C.E. 美顏針成型，在韓國引領風潮，並為各國醫師爭相學習的對象。其最大的不同點在於：不經手術和麻醉開刀，就可以達到臉部矯正的效果，過程中也沒有利用藥物或填充物，非常安全。

這套技術較為複雜，在韓國雖有多種美顏針灸同時並存，

但還是以這套美顏針法在針刺向量及層次上的技術深度高，產生的效應可預期。

❾ 您對 F.A.C.E. 美顏針的感想如何？

A 利用大家熟知的針灸，刺激臉部經絡，以自身修復力，活化臉部皮膚、筋膜、肌肉，達到抗老美顏的效果。施針時間短，不影響日常生活，效果自然，沒有任何人工的痕跡，就能達成肌膚凍齡。但這是一個高度依賴醫師技術能力的針法。

多年來，我在美顏針的教育及推廣極深，除了帶給人們優質醫術的新選擇，也對於優質醫師的提攜不遺餘力，不只希望台灣能是新創醫術的基地，更希望台灣是民眾享受高品質中醫醫療的天堂！

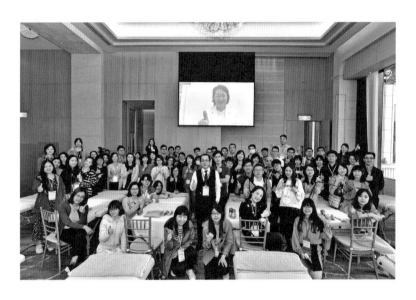

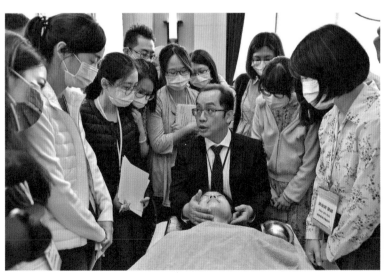

| 美 | 麗 | 筆 | 記 |

BEAUTIFUL NOTES

◇　　◇　　◇

CHAPTER

3

居家美顏生活

按摩保養篇

. . .

MASSAGE
AND
MAINTENANCE
ARTICLES.

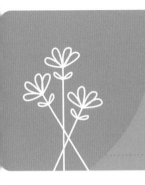

瘦臉

　　現在要教大家一個可以自己做的瘦小臉動作，首先去找到**大迎穴**，大迎穴等於咬肌的前緣處，按時感到大迎穴痠痠的，可以從大迎穴一路橫著，往耳垂的方向揉，往上一個指腹也是一樣橫著揉，用自己的中指腹或食指腹就好，然後最高只到顴骨下，從鼻翼橫向外揉至**下關穴**，不要超過顴骨，也不用揉到眼睛上面，只要一個點、一個點橫向揉，相當於橫向按揉咬肌，揉完之後整個臉部都會變得比較鬆一些。

　　再來有一個下關穴，也可以去按壓，往對側頭角按壓，往裡面按，按了之後臉的橫徑都會變得比較小，所以一個是從**大迎穴**往耳垂的方向去揉，最高不要超過顴骨，橫向的揉可以把咬肌揉鬆；另一個是從下關穴去揉，這是瘦臉按摩的方式。

　　另外也可以拿一個湯匙，用刮痧的方式以橫過**咬肌**的方向刮，下關穴的位置也可以用湯匙柄末端的部分按壓，過程會感到滿痠的，然後局部的地方可用揉的方式，湯匙的使用有點類似刮痧板的作用，所以自己在家就可以完成了。還可以找到頰車穴的位置進行拔罐，時間不要超過 5 分鐘即可以改善局部的循環。

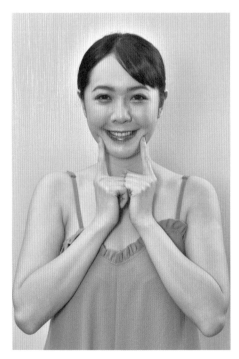

大迎穴

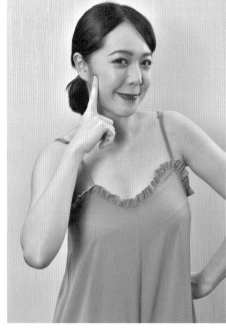

下關穴

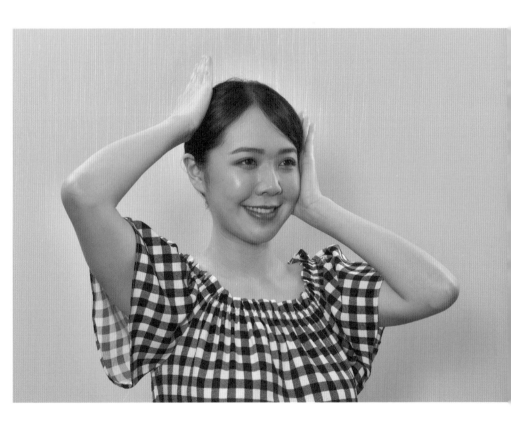

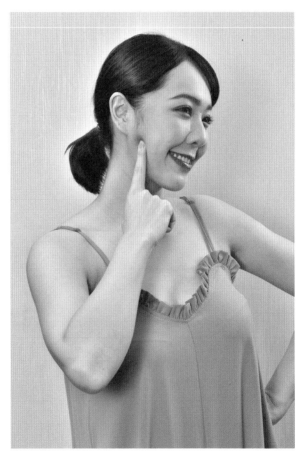

頰車穴（拔罐）

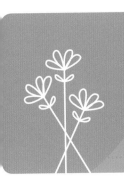

抬頭紋

　　針對抬頭紋，我們可以去調整**額肌**的彈性，可以用食指
的第二指關節，橫向的去按揉，或是往外畫圈圈都可以，這
是一個用自己手指來按摩的方式。

　　再來就是一樣可以使用湯匙刮痧，具體刮痧的方式怎麼
做？答案是橫的刮，輕輕刮就好，不要用過度造成瘀青，額
頭兩邊都一樣，所以只要自己對著鏡子輕輕刮就可以。

　　再來有個瞳孔直上、眉毛的正中上面 1 寸這個**陽白穴**，
陽白穴可以增加我們額肌局部的循環，用拔罐的方式去促進
循環，這地方只要它血液循環恢復，彈性夠好，就可以支撐
起來，就不會看起來額頭薄薄扁扁的，或是因為肌肉太僵硬
收縮以至拉出紋路。

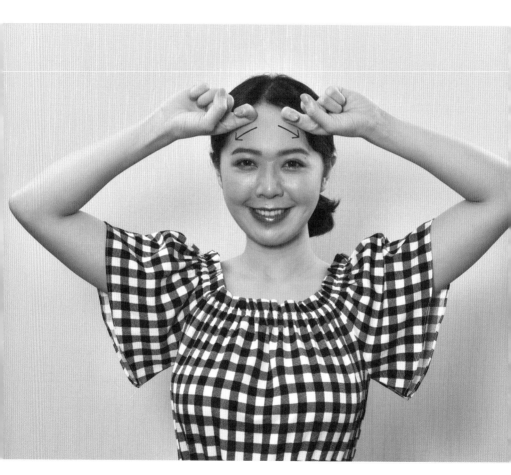

額肌

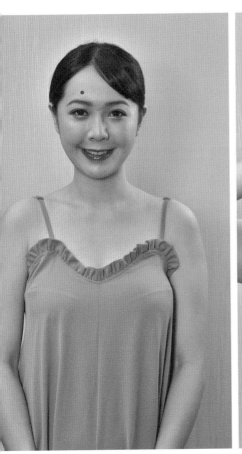

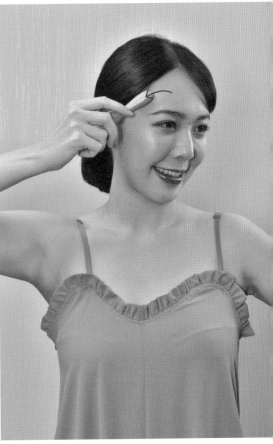

陽白穴

以湯匙柄橫向外刮

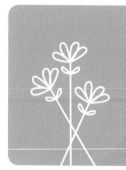

法令紋

　　法令紋跟**顴大肌、顴小肌、提上唇肌、提上唇鼻翼肌**有關，因此會發現他們收縮都是一樣的方向，我們可以用手指按壓，用食指的指腹去揉，在眼眶骨下面，由外向內揉，或從鼻翼旁邊往外揉出來，從鼻翼到顴骨下，通常會感到很痠，這可以把這幾塊肌肉放鬆，這幾塊肌肉拉緊之後會使法令紋產生，所以當我們把它放鬆之後，法令紋就消失了，所以我們可以用食指去揉，如果食指沒力也可以用食指的第二指節，去頂在顴骨下，這幾塊肌肉只要揉開，一放鬆就能讓法令紋消失。

　　再來一樣可以使用湯匙，用刮痧的方式，從顴骨下刮出來，要注意是要在顴骨下面，不是跟眼眶一樣的位置喔！

　　至於影響法令紋較大塊的肌肉就是顴大肌、顴小肌，我

們可以在顴髎穴下做拔罐，讓這個穴道的循環好了之後，局
部的這些肌肉循環都會跟著變好，循環變好肌肉就恢復彈
性，有彈性之後張力就會比較平衡。

● 從巨髎穴往顴髎穴按揉

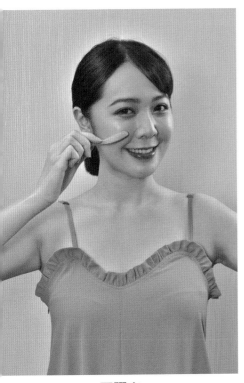

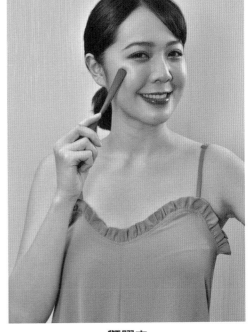

巨髎穴　　　　　　　　　　　　　顴髎穴

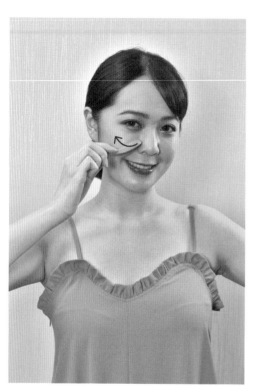

鼻翼旁

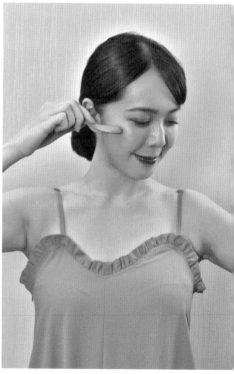

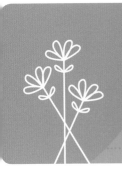

側臉下垂

　　針對下半臉或側邊臉下垂，我們平常工作的關係，或是看手機玩電腦，**顳肌**可能會特別緊繃。首先抓在顳肌，頭骨這處轉折下來剛好有一條線，可以用輕敲的方式沿著這條線按壓，也可以用四支手指的第二指關節去揉，揉起來應該會感到很痠。再來用中指，順著顳肌揉下來，揉到我們的顴骨宮上，就是**上關穴**，順著這個地方去揉，慢慢的往下揉。

　　刮痧的部份一樣使用湯匙，一般都是往後刮，可以一路順著這條從眼尾往後，這個地方可以這樣刮，最後，為了促進循環可以用拔罐拔在上關穴的地方。

● 沿顳線按摩舒緩顳肌

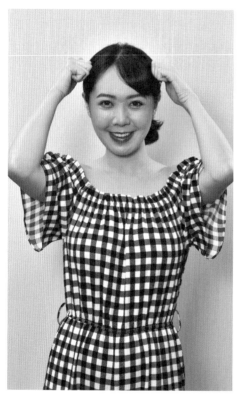

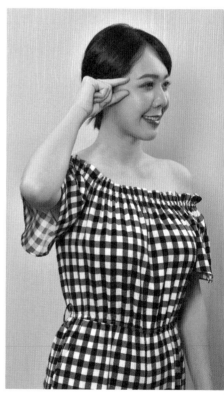

顳肌放鬆的重要部位，
可揉捏或捎

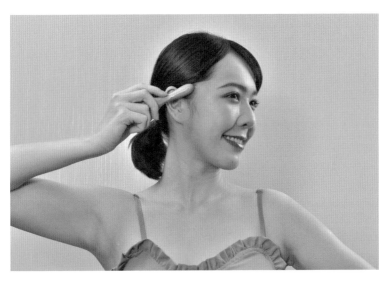

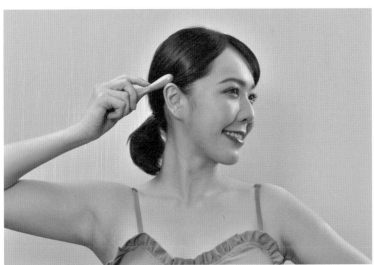

垂直顧肌紋理、平行顧線往後頭部 / 耳後方向刮

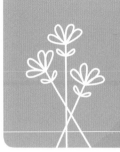

眼周細紋與
黑眼圈

　　關於眼周細紋，我們可以用食指按眼框上面，我們瞳孔直下有 2 個穴道分別叫做**承泣**、**四白**，從四白穴開始往外去揉、去按摩，這裡穴道密集，不用一個一個去記，沿著眼眶骨上摸到眼下方最高處，接著繞著眼睛周圍按**攢竹穴**、**魚腰穴**、**太陽穴**、**顴髎**、**四白**。

　　按摩這些穴道有什麼好處？一方面是穴道得到改善，改善之後黑眼圈就會消失，並不是用力去揉黑眼圈，那只會感到痛而已，我們強調的是穴道的「按摩」，它對於我們眼週的循環很好，再來是也可以改善周圍的細紋。

　　除了按摩外也可以用刮痧的方式，刮痧一樣是從內側，從眼眶骨、鼻翼內側內側往外刮，然後從下往上刮，從外側往內刮，順著眼眶骨刮，原則上是希望我們的眼輪匝肌有一

個**順向的旋轉**，以讓它恢復彈性，因此可以發現刮過之後蘋果肌都比較高，眼睛也會變得比較大。

　　為了改善眼周的循環，有幾個地方也可以做輕度的拔罐，譬如四白穴和太陽穴，過程一樣不要超過 5 分鐘，我們在拔罐之後可以改善眼睛周圍的循環，包括眼周細紋、眼袋都可以跟著改善。最後，我們再去輕揉眼輪匝肌，蘋果肌就會出現了，所以不要小看每一塊肌肉，一塊肌肉的循環改善其實就可以幫助我們解決很多困擾。

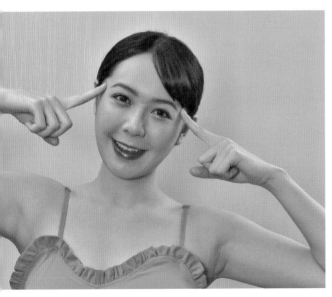

太陽穴

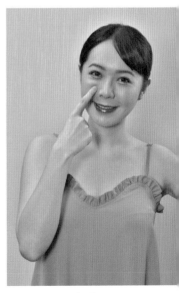

四白穴

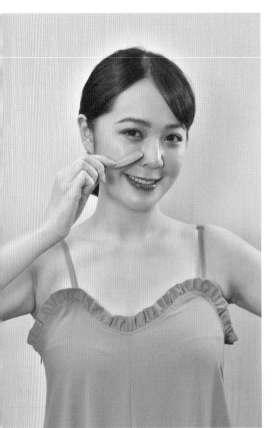 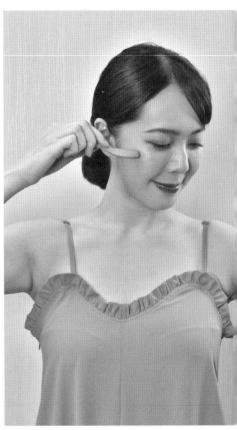

由內而外刮下眼眶

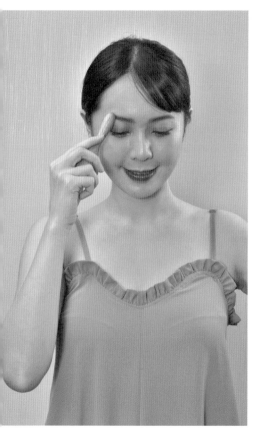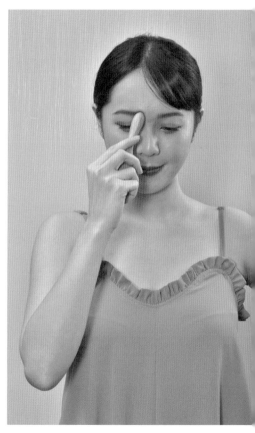

由外而內刮上眼眶

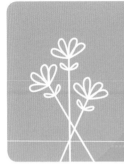

嘴角紋

　　首先我們要先了解嘴角能夠拉出紋路的原因，是因為這邊有一個**降口角肌**，嘴角往**咬肌**方向還有一個**笑肌**，笑肌、降口角肌僵硬收緊會產生嘴角紋，這就是我們要按摩的地方，用食指去橫著揉，再來是笑肌要上下揉，牙齒咬住，讓笑肌直接貼在牙齒上揉也可以。

　　接著刮痧的方式，是從嘴角下由內往外刮，貼著牙齒去揉，對改善嘴角紋有所幫助。

　　最後是拔罐，可以在地倉穴進行拔罐，把局部的循環改善之後，就能恢復肌肉的彈性。

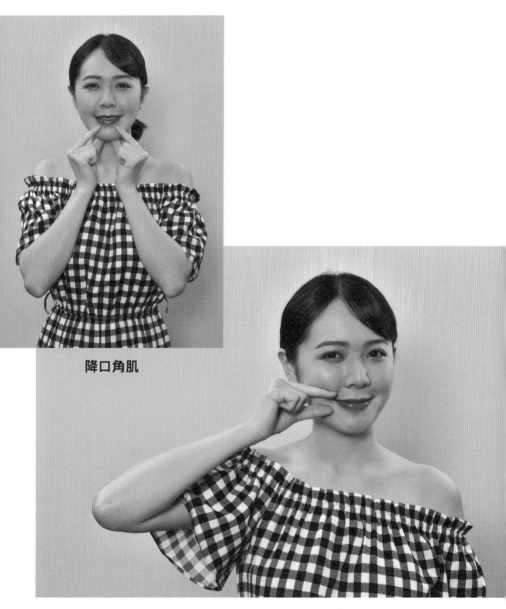

降口角肌

笑肌

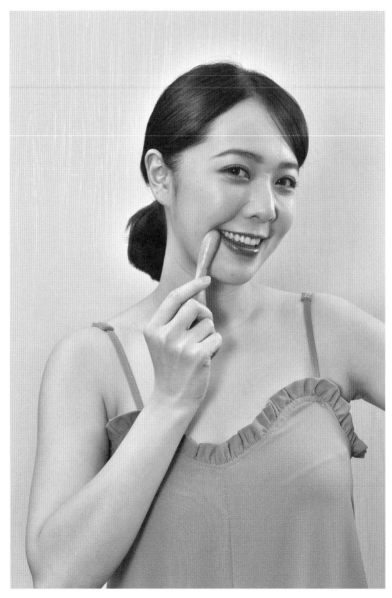

地倉穴

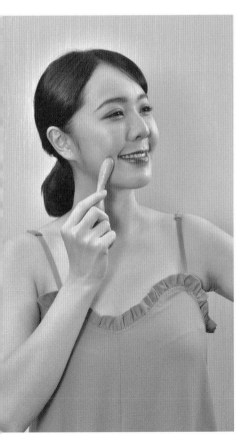

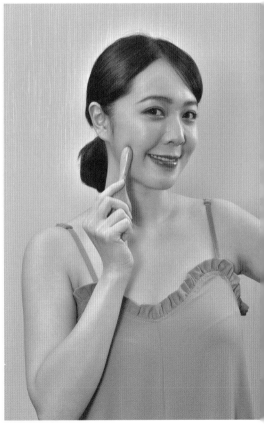

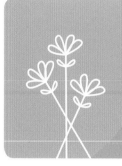

皺眉紋

皺眉紋跟**皺眉肌**有關，我們可以用拇指按壓，因為皺眉肌是從**眉頭**往眉中上方斜出來的，所以只要揉眉頭就好，可以看著鏡子揉眉頭，揉在**攢竹穴**上，或是掐著眉毛前半部揉捏 (如 103 頁下圖)。皺眉紋要刮痧的話，可以用湯匙的尾端刮，或是用湯匙尾巴去按壓，輕輕地揉，這樣皺眉肌就會變得比較淡一點。

這個地方如果要用拔罐的方式，可以拔在**攢竹穴**或者是拔在**印堂穴**，印堂穴的拔罐可以有兩個作用，可以減緩皺眉肌和眉間紋，按摩印堂穴也會對消除眉間紋有幫助，或者是也可以用捏的，捏這這塊肌肉讓周圍恢復彈性，眉間紋自然就會變少。

如果要用拔罐的話，因為這塊沒什麼肉，而拔罐最主要

是利用虹吸效應，去順底下的氣血循環，因此時拔罐時間不用很久，大約 2~3 分鐘，最多 5 分鐘就夠了，至於印堂穴只要 2-3 分鐘就好。

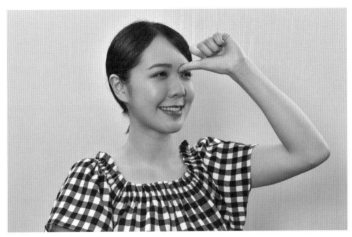

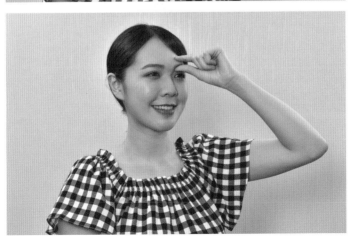

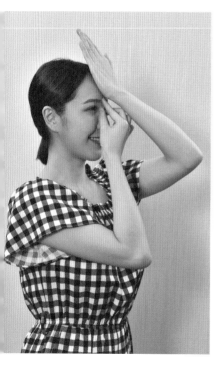

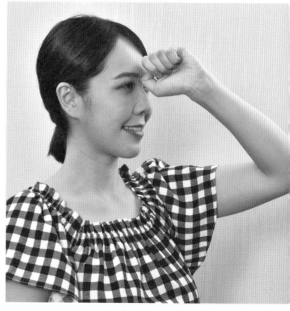

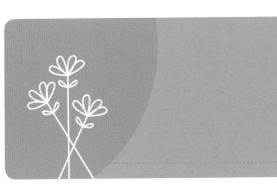

雙下巴

　　針對雙下巴的調整，要從下巴尖到頸部的中點，這裡有個**廉泉穴**開始。廉泉穴兩邊都有肌肉，當你去摸會發現有兩條肌肉，那兩條肌肉就是我們要按摩的地方，讓這塊肌肉恢復彈性之後下巴就會收進去，這是二腹肌的前半部。二腹肌的後半部我們要去找到下頜骨，就是**下顎骨角**的地方，用大拇指順著骨頭內緣按，會讓我們整個下巴線條變得更順，但要切記是按在下頜骨上，千萬不要往脖子裡按喔，因為那地方剛好接近頸動脈竇，也可以說是「死穴」，過度的按壓會造成心率下降，甚至會立馬昏倒喔！

　　刮痧的部分，前面章節都是刮在臉上，現在消除雙下巴是要順著下巴內側刮，然後用湯匙尾端輕輕去頂廉泉穴。

　　再來拔罐的話，要拔在下巴廉泉穴的位置，並不會因為拔罐而出現雙下巴，這樣做只是為了促進局部的穴道循環。

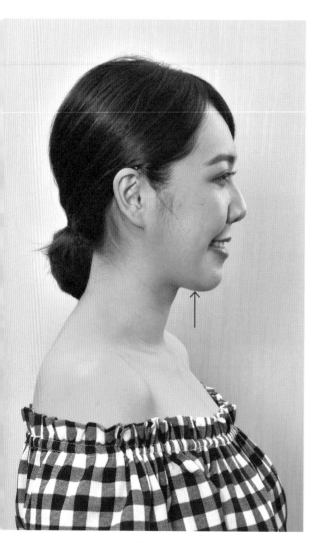

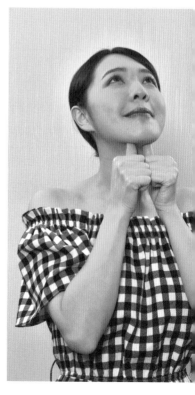

廉泉穴

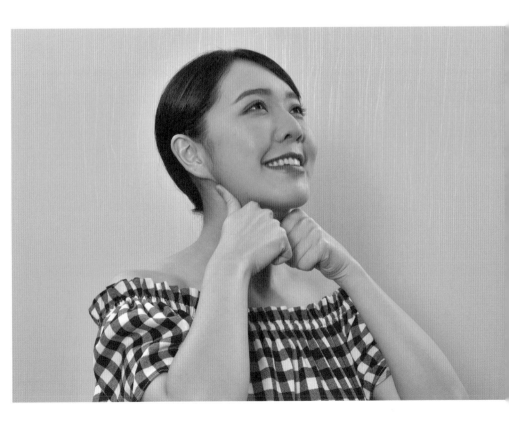

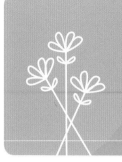

臉部水腫

　　關於臉部水腫的問題，最重要的是要**改善血液循環**，而頭面部的血液循環跟**胸鎖乳突肌**有關。現代人常盯著電腦跟手機，因此需要去改善頭部的血液循環，但在按摩的時候要小心，因為這整個胸鎖乳突肌的中點叫**天窗穴**，這地方還可以按揉，但再往上的**天容穴**就不要去按，因為這地方有個頸動脈竇。我們要按的是這條肌肉的止點，有就是位於腦後的乳突，這理有個穴道叫風池穴，再來是整條肌肉的中點，也就是胸鎖乳突肌的激痛點之一。

　　要用大拇指揉，揉在乳突上，注意這三個點一定要揉，第一是乳突，第二是中點，用食指揉，第三是鎖骨頭，這幾個點我們做完按揉之後脖子會比較鬆，血液循環就會變比較好。

　　再來，刮痧時這個地方要小心刮，一定要刮在肌肉上，只要輕輕刮由上往下刮就行，從耳後突起，沿路刮到胸骨鎖骨的交界，一路順著往下刮，不要刮太用力感到痛，切記要刮在肌肉上，不要往裡面刮，肌肉前緣如果按壓到是比較危險的！

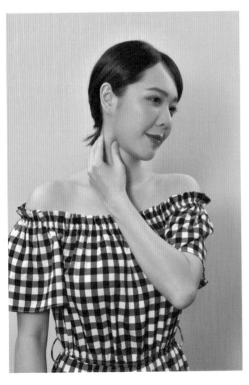

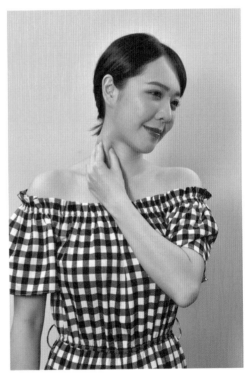

胸鎖乳突肌上端
靠近天容穴

胸鎖乳突肌中點
靠近天窗穴

養生飲食篇

...

HEALTH
DIET
ARTICLES

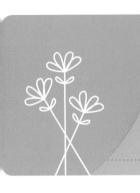

瓊玉膏

瓊玉膏來源

　　瓊玉膏屬於中華文化產物，只是在中國歷史上講求速度，對於養生的部分沒有太重視，因為養生花費較高，所以古代人比較不會去碰到這樣的高貴藥材。而瓊玉膏就是屬於

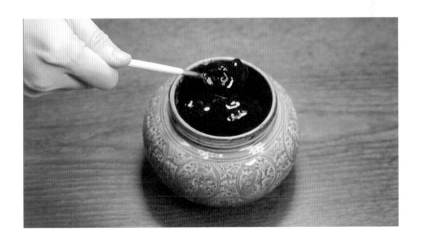

比較高級的藥材，此方一開始是針對老人家久咳不癒而設計的一個方子，所以成份裡面比較偏補肺氣，因此其基本成分包括人蔘、茯苓、生地黃汁等等。但在古代很難取得人蔘這樣的藥材，而生地黃汁，是取生地黃榨汁下去熬，同樣也不是太好取得，因此瓊玉膏格外珍貴。

瓊玉膏在中國元朝就有了，古稱此膏：「填精補髓，髮白變黑，返老還童，行如飛羽。」由此可見，瓊玉膏應用於抗衰老方面相當具有成效。在臨床上，對保養肺部有不錯的效果、還能提高免疫活性、有抗疲勞作用、幫助毛髮增長、抗發炎、抗氧化、治療皮膚鬆弛；另外，對於全身有補血作用、能夠迅速恢復疲勞，對於各種慢性疾病、心臟病、心臟衰弱等都有幫助。

那為什麼像這樣養生的藥材不會從當時一直延續用到現在呢？第一個原因當然就是時代背景的問題，當中華文化傳到鄰邦，如日本、韓國等各個國家之後，都會有所演變，根據不同文化的喜好會有不同的選擇，譬如說韓國的皇帝最重要，所以所有的高貴藥材都要想辦法弄出一鍋給皇帝吃；或因為在韓國很在意尊卑的問題，他們很重視長輩，尤其爸爸（아버지）、爺爺（할아버지），所以只要時間一到，不管是

阿公阿嬤、爸爸媽媽，就應該要送個養生的禮物給他們，因此讓這種高貴藥材在韓國得以延續。

瓊玉膏引進到台灣後的改良

在台灣醫療保健的利用率誰最高？答案是女性，女性的使用率比男性要高出很多，是主力的消費族群，養生最有需

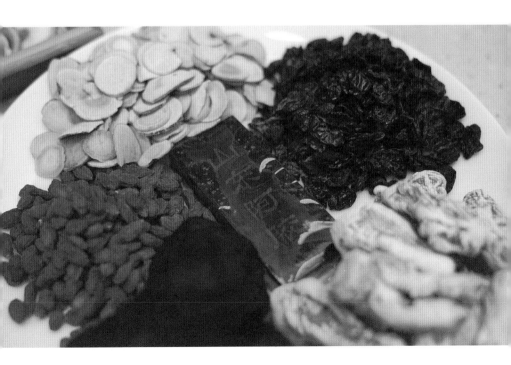

求的也是她們，因此瓊玉膏進來台灣之後被我改了一些成份，原因是台灣女性普遍貧血，所以針對這點，我加一些像當歸、阿膠，這類補血的材料讓她們能夠養血。像阿膠對於養血、皮膚潤澤非常有效，這也是為什麼我們常在宮庭劇中，看見他們每天都要來一點東阿阿膠。可是其實阿膠膏單純拿來吃的話腥味很重，所以我們讓它跟著其他補血活血藥一起，味道就會變得好吃許多。除此之外，在製作過程讓它稍微經過一點發酵，能夠讓藥材的使用吸收更加全面，可以更充分發揮其藥效。

通常熬煮的藥都喜歡用稍微高貴一點的藥材，所以會用當歸頭自己泡製，譬如說用酒製的當歸配上阿膠，阿膠的話會看狀況來決定要怎麼做，譬如針對不孕症的患者我會把阿膠用炒的，把阿膠炒過之後變阿膠珠，阿膠珠通常會炒海蛤粉，炒過之後再煮成阿膠膏可以入藥，入藥之後對於女性不孕很有幫助，所以門診也有一些女性 39 歲、40 歲，試了很久都沒有懷孕，然後又血虛，體質不太好，我就會試著給她吃瓊玉膏，結果才吃了 2 個月就順利懷孕了，所以在我調整過瓊玉膏的處方之後，它對於一些女性的月經病，或子宮卵巢的功能不良，都會有所幫助。

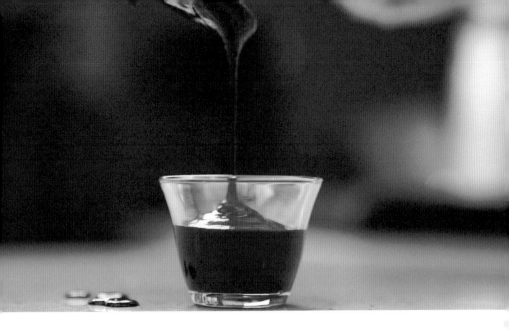

　　另外，女性吃完瓊玉膏之後，氣色也會變好，曾經有一位媽媽，因為平時太忙了要照顧小孩、接送小孩，沒辦法到診所做美顏針，所以就想說先買瓊玉膏回去試試看，後來得到她的回饋是，大概吃了一至二個星期之後，氣色就變紅潤了，皮膚也很有彈性，所以可以發現瓊玉膏對於活化我們身體功能而言是不錯的一個處方。

　　但瓊玉膏原本就是一個固有成方，我們只是做了一點調整，根據不同的體質，加入不同的藥材，去幫助到更多需要的人。這就是所謂的全人醫療，根據每位患者的狀況去做一些不同的處方調整，讓它符合每個人的需求，所以不是講瓊玉膏就固定是什麼成分，我們現在講的瓊玉膏，只要聽到瓊玉兩個字，就知道它是很高貴、養生的，因此我們取其中的意涵。

拱辰丹

這幾年吹起韓流，大家愛看韓劇、追韓團，韓系保健養生品也大受歡迎，其中在韓劇中常出現晚輩孝敬老人家的補養聖品，包括拱辰丹、瓊玉膏以及清心秘丹，皆是家喻戶曉的高貴韓藥，而這 3 大自古相傳的韓國宮廷秘方的主成分是什麼？又有怎樣的功效呢？

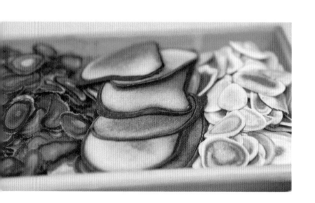

拱辰丹是一種複方藥材，包括上等鹿茸、山茱萸、當歸和沉香；瓊玉膏則由人參、地黃、茯苓和蜂蜜所組成，上述兩種祕方成分單純，且每項藥材皆能發揮到極致。至於清心秘丹在台灣已販售多時，

又稱為清心牛黃丸，因為法令限制，其成分與韓國配方有所
不同。

🌀 多種功效的拱辰丹

拱辰丹最早出現在元朝醫書，因為對促進血液循環有幫
助，當時是用來治療外傷、消除腫塊。至於現代則主要用於
慢性疲勞和中樞神經系統疾病；對孩童來說，拱辰丹能促進

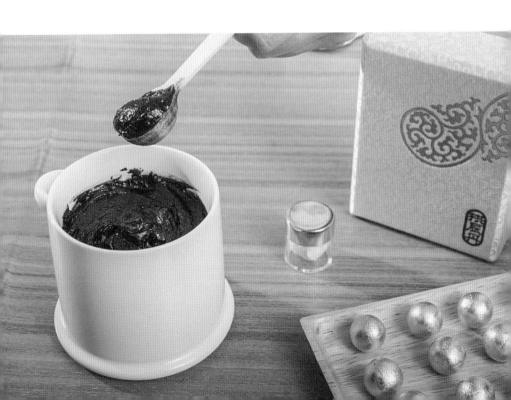

成長發育、具有提神醒腦、提高專注力等功效；對女性更是助益良多，不但能幫助氣血循環，使手腳暖和，緩和更年期症狀，對子宮疾病、產後調理等都有效果。不僅如此，拱辰丹還能促進皮膚氣血循環，進而能使皮膚明亮透皙。

後來研究也陸續發現，拱辰丹能增強體力、緩解骨質疏鬆症、促進神經激素活性、穩定神經，緩解肢體麻痺損傷，亦能改善慢性三高代謝疾病，因此也適合送給長輩或作為給父母很尊貴的禮物。

此外，雖然拱辰丹和瓊玉膏一樣，其組成藥材都不難取得，但要透過熬煮過程、發酵之後，才能讓每種藥材發揮最大功效、讓身體能有最好的吸收，因此提煉技術相當關鍵。藥材的挑選和熬煮的過程都相當講究，尤其以台灣的氣候環境來說，通常需熬煮 1 個月以上的時間，待藥材充分燉煮及發酵，之後再針對個別患者的身體狀況做微調，讓服用此帖藥材的人可以獲得最佳效益。

目前可以在一些電商或跑單幫的商家購得拱辰丹和瓊玉膏等養生產品，但多半是中央工廠製作而成，無法依照個人量身訂做。因此，應要找合格且有經驗、有技術配製成符合

每個人體質的中醫師，才能製作符合個人化的藥帖。

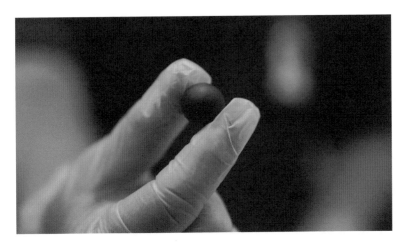

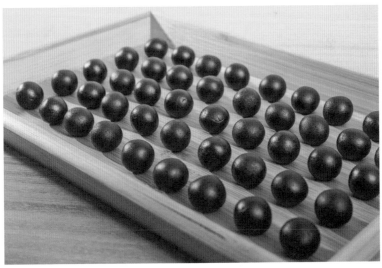

藥膳養生雞湯

最適合手腳冰冷的婦女，也是發育中兒童的補品。

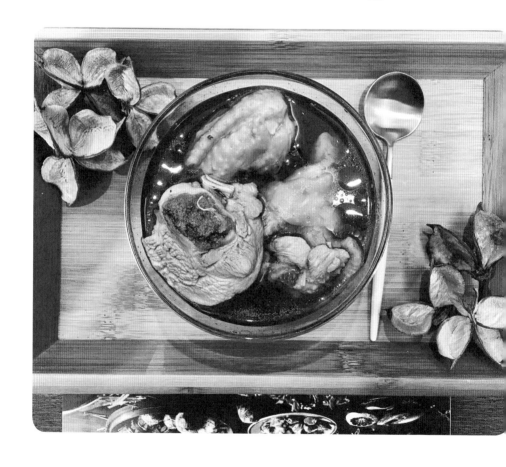

藥材配方

- 紅棗 ⋯⋯⋯⋯⋯⋯⋯⋯⋯⋯⋯⋯⋯⋯⋯⋯⋯⋯ 50g
- 故紙花 ⋯⋯⋯⋯⋯⋯⋯⋯⋯⋯⋯⋯⋯⋯⋯⋯ 5g
- 人蔘鬚 ⋯⋯⋯⋯⋯⋯⋯⋯⋯⋯⋯⋯⋯⋯⋯⋯ 20g
- 當歸 ⋯⋯⋯⋯⋯⋯⋯⋯⋯⋯⋯⋯⋯⋯⋯⋯⋯⋯ 20g
- 枸杞 ⋯⋯⋯⋯⋯⋯⋯⋯⋯⋯⋯⋯⋯⋯⋯⋯⋯⋯ 20g
- 桂枝 ⋯⋯⋯⋯⋯⋯⋯⋯⋯⋯⋯⋯⋯⋯⋯⋯⋯⋯ 5g
- 生地黃 ⋯⋯⋯⋯⋯⋯⋯⋯⋯⋯⋯⋯⋯⋯⋯⋯ 5g
- 肉蓯蓉 ⋯⋯⋯⋯⋯⋯⋯⋯⋯⋯⋯⋯⋯⋯⋯⋯ 10g

步驟

❶ 3500cc 水和一個藥膳包，入鍋，大火煮滾後，小火燉煮
　 30 分鐘
❷ 放入半隻雞（可先洗淨或川燙）
❸ 大火煮滾後，小火燉煮 30 分鐘
❹ 起鍋前，加適量的鹽提味即可
❺ 也可把雞湯當作火鍋湯底，加入當季蔬菜及豆腐等原型
　 食物喔！

養顏美容桃膠甜湯

清熱、止渴、通便、養顏。

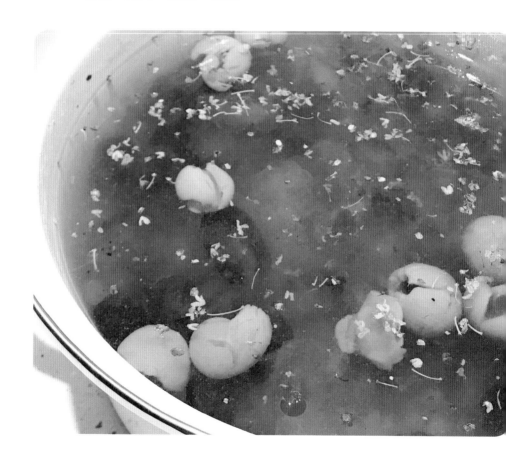

藥材配方

- 桃膠 50g
- 蓮子 50g
- 紅棗 40g
- 桂圓 10g
- 冰糖 100g
- 桂花 1g

步驟

❶ 桃膠 50g 浸泡約 24 小時
❷ 挑出桃膠中的小樹皮
❸ 1500cc 水，煮滾，加入蓮子、紅棗及桂圓，煮滾後轉小火 30 分鐘
❹ 加入冰糖〔適量〕，攪拌至溶解
❺ 加入桃膠，煮滾後小火 5 分鐘
❻ 倒入 1g 桂花，關火燜 2 分鐘
❼ 完成

桃膠果凍

桃膠典故「桃花淚」，詩意為優雅地幫你面子補水。

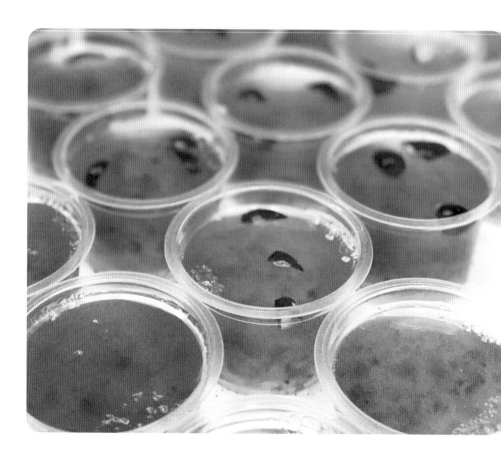

藥材配方

- 水 ⋯⋯⋯⋯⋯⋯⋯⋯⋯⋯⋯⋯⋯⋯⋯ 1000cc
- 紅棗 ⋯⋯⋯⋯⋯⋯⋯⋯⋯⋯⋯⋯⋯⋯ 200g
- 冰糖 ⋯⋯⋯⋯⋯⋯⋯⋯⋯⋯⋯⋯⋯⋯ 20g
- 桃膠 ⋯⋯⋯⋯⋯⋯⋯⋯⋯⋯⋯⋯⋯⋯ 15g
- 洋菜粉 ⋯⋯⋯⋯⋯⋯⋯⋯⋯⋯⋯⋯⋯ 2.5g

步驟

❶ 取 1000cc 的水，加入 200g 的紅棗，煮 30 分鐘
❷ 撈出紅棗，取紅棗水 400cc
❸ 加入 20g 冰糖
❹ 加入 15g 桃膠〔先浸泡一天〕，煮滾約 3 分鐘
❺ 加入 2.5g 洋菜粉〔先用 50cc 冷水溶解〕，煮滾及攪拌均勻
❻ 倒入杯中，完成

凍齡潤膚湯

以百果之宗合桃花淚，可謂平民燕窩，有凍齡潤膚之效。

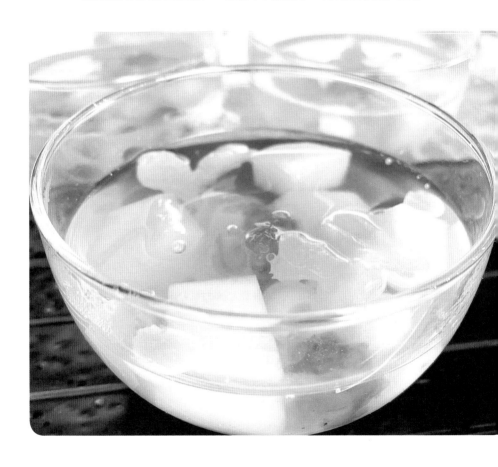

藥材配方

- 桃膠 ⋯⋯⋯⋯⋯⋯⋯⋯⋯⋯⋯⋯⋯⋯⋯⋯⋯⋯ 10g
- 水梨 ⋯⋯⋯⋯⋯⋯⋯⋯⋯⋯⋯⋯⋯⋯⋯⋯⋯⋯ 150g
- 青木瓜 ⋯⋯⋯⋯⋯⋯⋯⋯⋯⋯⋯⋯⋯⋯⋯⋯⋯ 100g
- 山藥 ⋯⋯⋯⋯⋯⋯⋯⋯⋯⋯⋯⋯⋯⋯⋯⋯⋯⋯ 100g
- 杏仁 ⋯⋯⋯⋯⋯⋯⋯⋯⋯⋯⋯⋯⋯⋯⋯⋯⋯⋯ 10g
- 蓮子 ⋯⋯⋯⋯⋯⋯⋯⋯⋯⋯⋯⋯⋯⋯⋯⋯⋯⋯ 10g
- 白木耳〔撥小片〕⋯⋯⋯⋯⋯⋯⋯⋯⋯⋯⋯ 一大朵

步驟

❶ 前一晚，將桃膠及白木耳放入水中浸泡一晚
❷ 水 1000cc 倒入鍋中，煮滾
❸ 將水梨、青木瓜、山藥、杏仁、蓮子、白木耳倒入鍋中，大火滾，轉小火燉煮 30 分鐘
❹ 加入桃膠，煮滾 2 分鐘即完成

- **水梨**：百果之宗，清六腑之熱，滋五臟之陰
- **青木瓜**：促進新陳代謝，抗衰老
- **山藥**：強陰益精，延年益壽
- **白木耳**：潤膚養顏

四神粥

老少皆宜，祛濕健脾名方，兼能養顏。

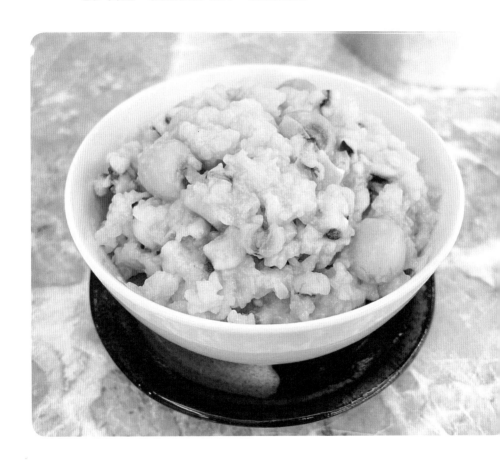

藥材配方

- 茯苓 ⋯⋯⋯⋯⋯⋯⋯⋯⋯⋯⋯⋯⋯⋯⋯⋯⋯⋯⋯⋯ 20g
- 蓮子 ⋯⋯⋯⋯⋯⋯⋯⋯⋯⋯⋯⋯⋯⋯⋯⋯⋯⋯⋯⋯ 40g
- 芡實 ⋯⋯⋯⋯⋯⋯⋯⋯⋯⋯⋯⋯⋯⋯⋯⋯⋯⋯⋯⋯ 40g
- 薏苡仁 ⋯⋯⋯⋯⋯⋯⋯⋯⋯⋯⋯⋯⋯⋯⋯⋯⋯⋯⋯ 55g
- 淮山藥 ⋯⋯⋯⋯⋯⋯⋯⋯⋯⋯⋯⋯⋯⋯⋯⋯⋯⋯⋯ 20g

步驟

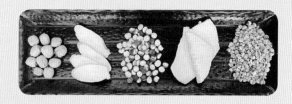

煮法一（電鍋）：

❶ 將材料及 1 杯米，放入電鍋內鍋中

❷ 內鍋放入 2000cc 的水，外鍋放入 2 杯米杯水

❸ 待電鍋跳起，加入適量鹽，即可

煮法二（瓦斯爐）：

❶ 鍋中放入 1600cc 水，煮滾後放入藥材

❷ 以小火燉煮 30 分鐘

❸ 掉入洗淨之生米，待其煮滾後加入適量鹽，再轉小火燉
　煮 20 分鐘

❹ 期間需不斷攪拌，避免沾黏鍋壁喔！

抗老回春茶

取於瓊玉合玉竹、枸杞，製成家用常備抗老方。

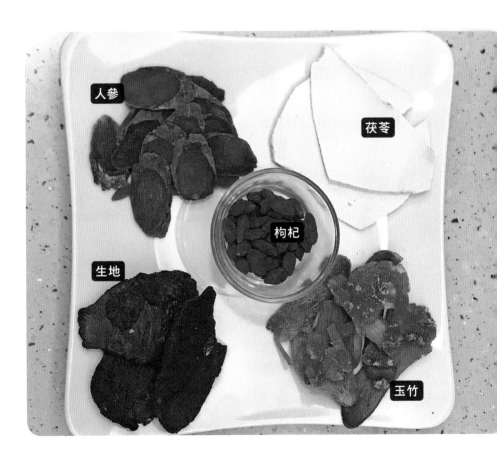

藥材配方

- 枸杞 5g
- 玉竹 5g
- 生地 5g
- 人參 4g
- 茯苓 5g

TIPS　飲用時可以加入適量的蜂蜜。

- **枸杞**：美白養顏，對色斑甚有助益
- **玉竹**：滋養肌膚，改善乾燥、痕癢

減脂茶包

解油膩、刮去胃中肥甘、清血消脂，適合三餐在外的上班族及減重族群

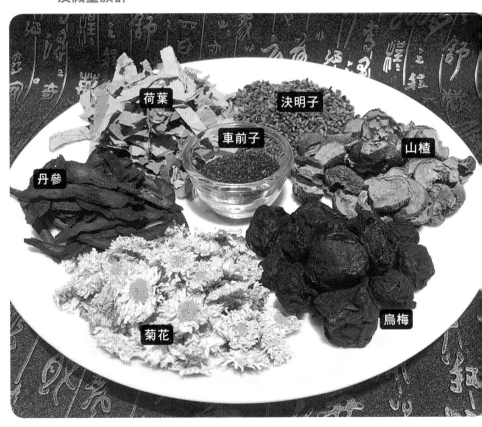

藥材配方

- 山楂 ·· 2.5g
- 決明子 ··· 4g
- 荷葉 ·· 1.5g
- 烏梅 ·· 1 顆
- 菊花 ·· 1.5g
- 丹參 ·· 2.5g
- 車前子 ··· 2.5g

DIY 製作驅蚊蟲藥草包

利用蚊蟲討厭但對人體有益的中藥進行驅蚊

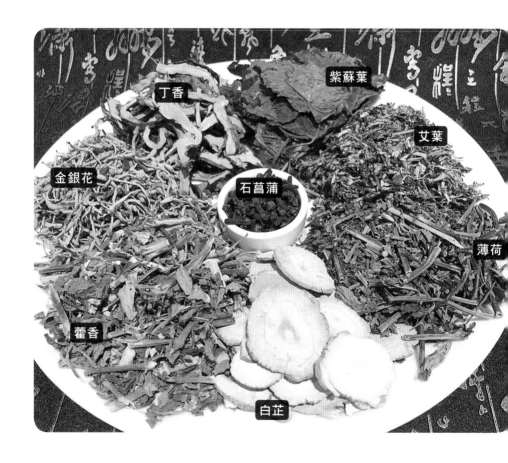

藥材配方

- 紫蘇葉 ·· 10g
- 艾葉 ·· 10g
- 薄荷 ·· 10g
- 丁香 ·· 10g
- 白芷 ·· 10g
- 藿香 ·· 10g
- 金銀花 ·· 10g
- 石菖蒲 ·· 10g

用法

把香包搓熱至散出香氣，或泡水浸出藥汁，以藥汁噴灑在身上防蚊。

TIPS　丁香味道較重，若不喜歡可以放少一點

暖暖藥草包（泡澡、泡腳專用）

不只身體變暖，還可助眠、祛濕

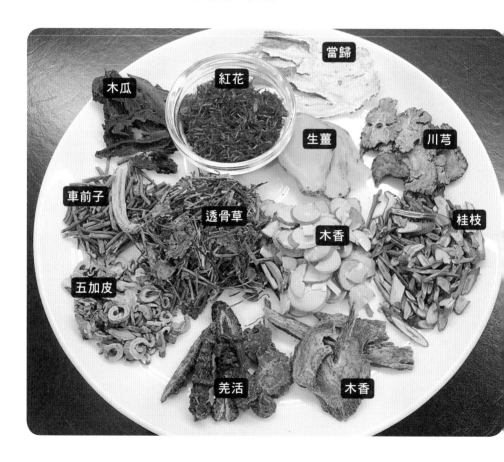

藥材配方

- 當歸 7.5g
- 川芎 7.5g
- 桂枝 7.5g
- 木瓜 7.5g
- 桑枝 22.5g
- 威靈仙 7.5g
- 透骨草 7.5g
- 紅花 7.5g
- 羌活 7.5g
- 生薑 11.3g
- 木香 7.5g
- 五加皮 7.5g

步驟

❶ 可先將藥材裝入棉布袋中

❷ 內鍋放入 1800cc 水及藥材包，外鍋掉入一杯水，按下開關

❸ 待開關跳起，將鍋中的水倒入泡腳盆中，再加入適量水
  稀釋即可

除皺逆齡茶

因循環不好而皮膚失養、肌肉僵硬進而產生皺紋，
可使用此方改善

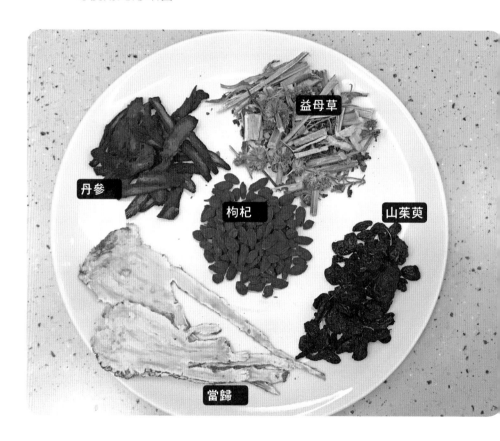

藥材配方

- 益母草 2g
- 丹參 5g
- 當歸 5g
- 枸杞 4g
- 山茱萸 4g

飲用時可加入適量的冰糖

- **益母草**：祛瘀通經
- **當歸**：活血化瘀、生血生肌
- **山茱萸**：補腎益精

抗痘茶包

因飲食不節上火，或是作息不佳而生濕瘡、青春痘者可用此方，
且味道不苦，接受度較其他中藥高

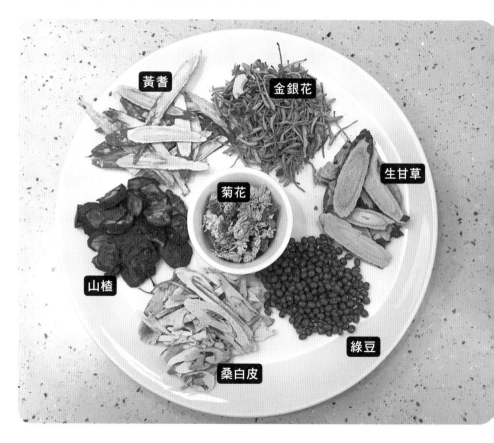

藥材配方

- 金銀花 ⋯⋯⋯⋯⋯⋯⋯⋯⋯⋯⋯⋯⋯⋯⋯⋯⋯ 15g
- 菊花 ⋯⋯⋯⋯⋯⋯⋯⋯⋯⋯⋯⋯⋯⋯⋯⋯⋯⋯ 1.5g
- 山楂 ⋯⋯⋯⋯⋯⋯⋯⋯⋯⋯⋯⋯⋯⋯⋯⋯⋯⋯ 5g
- 桑白皮 ⋯⋯⋯⋯⋯⋯⋯⋯⋯⋯⋯⋯⋯⋯⋯⋯⋯ 5g
- 黃耆 ⋯⋯⋯⋯⋯⋯⋯⋯⋯⋯⋯⋯⋯⋯⋯⋯⋯⋯ 5g
- 生甘草 ⋯⋯⋯⋯⋯⋯⋯⋯⋯⋯⋯⋯⋯⋯⋯⋯⋯ 5g
- 綠豆 ⋯⋯⋯⋯⋯⋯⋯⋯⋯⋯⋯⋯⋯⋯⋯⋯⋯⋯ 5g

美白亮膚茶包

臉變暗沉、變黑，可使用此方養顏美白，且經濟實惠易取得

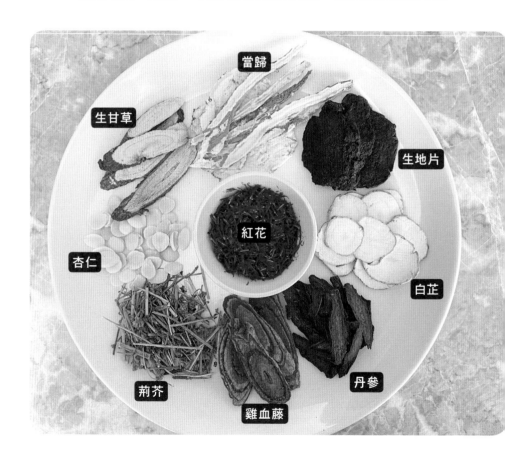

當歸

生甘草

生地片

紅花

杏仁

白芷

荊芥

丹參

雞血藤

藥材配方

- 白芷 6g
- 當歸 6g
- 杏仁 7g
- 紅花 0.1g
- 生地片 5g
- 丹參 6g
- 生甘草 5g
- 荊芥 1g
- 雞血藤 5g

- **白芷、杏仁**：肌膚亮白
- **當歸、丹參**：補血、生血
- **紅花、雞血藤**：活血
- **生地**：滋陰養膚
- **生甘草、 荊芥**：清熱、抗炎

中藥茶包：
針對初期感冒症狀做調理

台灣常見感冒症狀為喉嚨痛、黃痰，
感冒初期稍有發炎症狀可使用此帖緩和不適

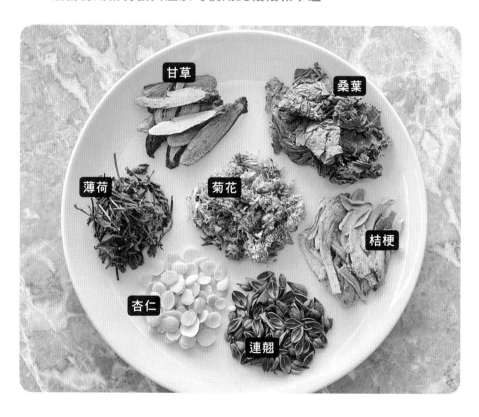

藥材配方

- 桑葉 8g
- 菊花 3g
- 連翹 5g
- 甘草 2g
- 桔梗 6g
- 杏仁 6g
- 薄荷 2g

TIPS　若茶飲解決不了時，應盡速就醫喔！

中藥茶包：針對過敏性鼻炎做調理

面對季節變化有過敏體質者，可使用此帖減緩流鼻水的症狀，味道酸酸甜甜好入喉

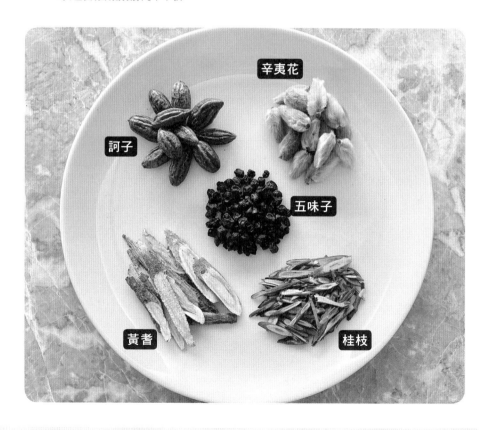

辛夷花

訶子

五味子

黃耆

桂枝

藥材配方

- 黃耆 ⋯⋯⋯⋯⋯⋯⋯⋯⋯⋯⋯⋯⋯⋯⋯⋯⋯⋯ 3g
- 桂枝 ⋯⋯⋯⋯⋯⋯⋯⋯⋯⋯⋯⋯⋯⋯⋯⋯⋯⋯ 3g
- 辛夷花 ⋯⋯⋯⋯⋯⋯⋯⋯⋯⋯⋯⋯⋯⋯⋯⋯⋯ 3g
- 五味子 ⋯⋯⋯⋯⋯⋯⋯⋯⋯⋯⋯⋯⋯⋯⋯⋯⋯ 3g
- 訶子 ⋯⋯⋯⋯⋯⋯⋯⋯⋯⋯⋯⋯⋯⋯⋯⋯⋯⋯ 3g

- **黃耆**：增強抵抗力
- **桂枝**：改善鼻部循環
- **辛夷花**：通竅、減輕鼻塞
- **五味子、訶子**：收鼻水

中藥茶包：
針對容易有流鼻血症狀做調理

因過敏或摳鼻子而常有出血量不大的流鼻血現象，
可通過此帖進行調理

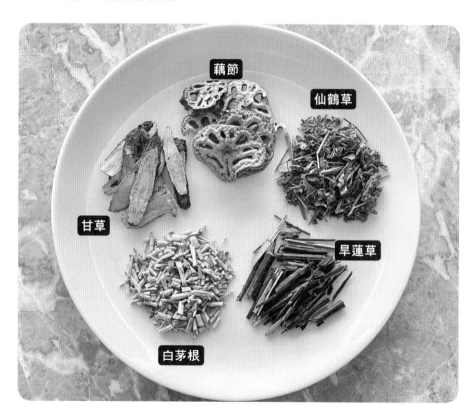

藥材配方

- 白茅根 ·· 3g
- 仙鶴草 ·· 3g
- 旱蓮草 ·· 3g
- 藕節 ·· 3g
- 甘草 ·· 3g

TIPS　若適出血量大且局部加壓止血、冰敷處理都無效者，還是要尋求專業醫師的協助喔！

｜美｜麗｜筆｜記｜

BEAUTIFUL NOTES

◇　◇　◇

CHAPTER

4

沈醫師診療室

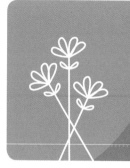

痘痘肌

通常與賀爾蒙有關

許多年輕女性較常見的好發症狀，多為月經前會冒痘痘，這與**賀爾蒙分泌**有關。

其實痘痘的產生在醫學上大多都跟賀爾蒙相關，隨著年齡增長，就算是熬夜也會影響賀爾蒙，或者平時太過勞累導致皮脂腺分泌不平均，都是可能影響痘痘生成的原因。所以站在中醫的角度，會把痘痘分成不同種類，有時跟濕熱有關，因為天氣冷熱的變化導致皮脂腺分泌不穩定，進而出現長痘的症狀；有的則跟上述提到的賀爾蒙相關。

🌿 痘痘肌診療，中西醫大不同

　　大多數的人可能會習慣用西醫的方式改善，例如：藉由塗藥、吃藥進行治療，可是長期下來會發現，藥愈塗、愈吃會漸漸無感。以中醫來說則偏向從**根本**進行改善，譬如說，因為本身是比較帶濕熱的體質而造成痘痘的生長，這時候就需要清濕熱；而如果是代謝不良，導致長了痘痘卻代謝不掉，就可以用去濕的方式來調整。

　　由此可知改善痘痘肌的方式有很多，但我個人認為還是用中藥的方式去治療效果會比較明顯，且時間並不慢。西醫通常會使用藥物去壓制，一時之間可能很快就能看到效果，但到後期感受會越來越不明顯，反之如果是使用中藥的話，原則上在前一兩週痘痘就可以得到很好的控制，後期也會慢慢消退。

　　中醫治療痘痘肌最主要的方法之一是吃藥，不過有部分患者吃藥的時間並不準時，因此有時也會開立茶飲配方，茶飲也有同樣的療效，可用來調節免疫。譬如像皮膚對於環境的反應太強，就需要去穩定患者身體的免疫反應，當身體的免疫系統穩定之後，外界環境的反應對患者的影響就不會太

強，例如：不會天氣突然由冷轉熱就狂冒痘痘，或吃了什麼食物隔天就爆痘，能夠讓身體自動調節。

除了吃藥以外，也常會使用外敷，不過這會需要先診斷患者是屬於哪一種痘瘡。如果是發得很大顆、很濃厚的，可能會先採用有點類似清創的方式處理，簡單來說就是先把膿頭給清除，但我們在處理膿頭的過程必須要很小心，像是有些患者喜歡自己擠掉，有時後擠過了頭就會造成凹陷，所以原則上只要把膿頭挑掉就好；如果是裡面只帶一點點膿的，就輕輕按壓讓它稍微出來就好，絕不可用力擠到皮下的組織都受損，那樣一定會產生凹疤，所以通常還是建議交由專業醫師操作。

西醫有時會打痘痘針，而中醫的部分我們可能會稍微清一下膿頭，接著再上一點中草藥的藥膏，例如：黃蓮膏，它是針對消炎很好的用藥，或者也會使用像是金銀花、蒲公英、夏枯草等這一類屬於清熱解毒的藥，可以熬成膏來塗抹，通常我們比較建議後者。

🌿 痘痘肌的日常保健

針對痘痘肌的保養，平時需要多注意臉部清潔，不要使用太厚重的介面活性劑、洗潔劑，這些成分用多了會導致皮脂腺分泌更不穩定，原則上每日洗 1~2 次帶皂的洗面乳即可，其他時間盡量只用清水沖洗，水溫則可以看當日天氣，不用特別使用熱水或冰水，基本上溫溫涼涼，跟皮膚溫度最貼近的水溫最好，一般而言皮膚約略會維持在 30 度上下，因此用相近的水溫清洗才不會刺激皮膚。

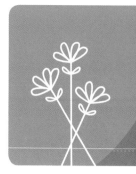

不孕症

不孕的主因：氣瘀

　　一般而言，女性不孕症成因可歸納為外在環境與內在因素 2 大類。前者包括生活習慣、情緒壓力、久坐導致循環不佳及環境中的二手菸、油煙等環境荷爾蒙的危害；後者則指女性骨盆腔、輸卵管沾黏或子宮內膜異位、閉鎖，抑或卵巢問題如多囊性卵巢或卵巢早期衰竭等，再加上內分泌異常，都有可能會造成不孕。

　　造成不孕的原因男女有別，在生理因素上，女性常見包括卵巢老化、輸卵管阻塞或發炎、子宮內膜異位症、子宮頸分泌液對精蟲有排斥反應、子宮發育不良、黃體機能不全、過胖或過瘦等；男性不孕的原因多半與精蟲的品質或生殖器問題有關，像是精蟲排出異常，導致數量不足、精蟲活動力

弱、荷爾蒙異常、精索靜脈曲張、尿道炎、攝護腺發炎等等。

中醫認為「氣瘀百病生」，氣一旦瘀阻，身體五臟六腑都會不順暢，就容易導致不孕問題。常見女性的氣瘀症狀發生在**經期前**，如頭痛欲裂、胸部脹痛、情緒起伏很大等，中醫也觀察到，婦科問題與**脾胃**功能間密切相關，脾胃為氣血生化之源，若脾土虛衰、無法生血，對於經血、懷孕也會受到影響。

🌿 超夯的生酮飲食反造成不孕

除平日應適時紓壓，還可藉由多補充深綠色蔬菜、鐵、鋅，及富含膠質的豬腳筋、白木耳，有助脾胃溫養的南瓜、山藥，與瘦肉、豆類、堅果、五穀雜糧、海鮮等，需多元化且均衡攝取各類食物，不應過量也不應攝取不均。例如：為減肥而吃過量的水果、生菜沙拉或飲精力湯，造成體質寒涼，或是採行只吃肉類的生酮飲食、蛋白質減肥法等，皆會造成營養失衡，導致體質不易受孕。

在飲食上，中醫治療會針對氣瘀、虛寒或肥胖易形成的痰濕體質進行脾、胃及腎臟的調理，除瓊玉膏和拱辰丹等較昂貴的藥材外，阿膠如同豬腳筋和白木耳功效，能補充膠質補腎陰，益於婦科。女性血虛、陰虛，可採用四物湯化裁補血，再添加補氣或阿膠；想活血化瘀兼祛濕，可服用桂枝茯苓丸，其有助改善女性痰濕體質和月經不正常。男性則可多吃種子類藥材，如藥食同源的菟絲子、枸杞子、蓮子，溫和無副作用，或是含五味子的健康食品等，皆有助於增加精蟲活動力及數量。

🌿 月經調週法：利用經期調整治療更精準

現代人久坐、運動量不足也是導致不孕的因素之一，除飲食和中藥調理，還可藉由中醫腰椎的矯正調整，改善久坐後的腰痠、促進骨盆腔血液循環。或是透過針灸和溫灸調理，譬如中醫針灸可針對足三里穴、血海穴、三陰交、復溜穴等，調節子宮或卵巢功能。居家時則可使用艾條溫灸肚臍周圍的氣海、關元穴等，以及利用生薑熱水泡腳等，都可用以促進血液循環，達到暖宮作用。

　　治療不孕通常需先找出原因，若有器質性病變如嚴重沾黏、骨盆腔發炎及子宮內過多腫瘤，可藉由西醫外科手術處理清除，再進行中醫調理。一般為增加受孕採取基礎體溫測量，但往往未能精準掌握排卵期，此時中醫會採取「月經調週法」，在月經來時進行子宮活血化瘀，經期後注重養血，陰陽轉化時補腎、疏肝理氣等。根據每個階段會進行不同療法，目的是讓經期穩定，也更容易抓準排卵期。

🌿 女人 35 歲卵巢功能走下坡，想生育要盡早

　　我曾經收治 1 名 42 歲女性，嘗試為其做試管嬰兒與中藥調理超過 8 年，她不僅公婆年紀大，先生又是獨子，一直背負著生育的沉重壓力。自從前來看診後，我藉由針灸及溫灸方式解壓，治療不到 1 年她就成功受孕，卸下壓力之餘，她在產後回診半年後，又順利懷上第 2 胎。

　　不少女性年輕時都想著先打拚事業，過幾年再來生育，但往往真的想生時卻不如人意。尤其現在很多來尋求不孕治療的女性多半都超過 35 歲，在此要提醒，女性在 35 歲以後的卵巢功能逐漸走下坡，所以應該趁著 20~30 歲時，放輕鬆

嘗試受孕，就能降低高齡生育可能遇到的難題。

另外，不孕的定義是指夫妻結婚 1 年內，在無避孕的正常性生活情況下仍無法受孕，據統計，目前約 15% 夫妻有不孕的問題，其中 30% 是男性，30%~40% 是女性所致，而男女雙方同時導致不孕的比例約 20%，其餘則無法解釋原因。通常 20 多歲夫妻有 80% 左右會在婚後 1 年內懷孕，年齡超過 35 歲的夫妻則因生育功能退化，建議超過半年沒有懷孕就應提早接受治療。

✿ 針灸治不孕

中醫治療不孕症時，會依據患者的體質及身心狀況來調整療程內容，患者的體質可區分為腎虛、肝氣鬱結、痰濕、血虛、濕熱、血瘀等等，至少 8 種辯證。治療期間除了以內服中藥調理體質，也會視情況搭配針上灸，在穴位上扎針並於針上放上一小團艾絨，點燃以溫熱穴位調理氣血運行，或是以較粗大的艾柱灸放置於穴位上點燃溫熱穴位，通經活絡，即使是已經在接受西醫治療的患者，在同時服用純植物製成的中藥或針灸間並不衝突。

　　最重要的是，治療方法因人而異、需對症下藥，因此每個患者的治療方式不同。舉例來說，過去曾醫治過 1 位約 38 歲的女性患者，因氣血虛、貧血、頭暈且過瘦導致其排卵不正常，工作忙碌使她無法定期回診，最後便以方便攜帶的「瓊玉膏」調理氣血和子宮，她才服用了 2 個月就受孕成功。

　　在關係中，男性通常較為「鐵齒」，不認為自己會患有不孕症，導致許多女性獨自承受龐大壓力，但懷孕生子並非只是單方的問題，無論是男女哪一方不孕，雙方應盡可能一起前往治療。夫妻也可以一起在飯後外出散步，多製造兩人相處時間，在感情融洽的狀況下，自然就有機會生寶寶。

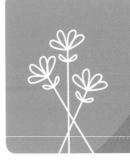

自律神經失調

🌿 什麼是自律神經失調？

我們的心、肺、腸、胃皆被自律神經所支配，包含心跳、體溫、呼吸、消化、流汗等等，都是由自律神經掌控，它不受大腦意志影響，可以自行運作，但是我們焦慮緊張的情緒，會時常影響自律神經，因此它很容易受情緒跟外部刺激影響。所以才有中醫所說的「內傷七情」。

至於交感跟副交感神經是什麼呢？這兩個通常作用是相反的，譬如自律神經裡面的交感神經，比較負責偏向處理興奮、代謝，那副交感神經指的則是比較抑制、放鬆，所以兩者是有點結抗，又有點相反。就像中醫講的陰陽，中醫談的都是陰陽調和、陰陽平衡。一旦自律神經失調，它所調控的這些內臟器官就會出現不平衡的狀況，可能會因而造成身體

不適，例如心肺腸胃、膀胱生殖器、血管氣管、骨骼肌肉，
或是一些內分泌腺、汗腺等等，容易出現不舒服的情形，加
上因為自律神經分佈很廣，因此通常在精神方面會出現不安
焦慮、注意力無法集中、記憶力變差等等症狀。

不受控制的自律神經失調

　　自律神經失調也常在很多部位出現，像是手、腳、頭、
五官、呼吸道、消化道、泌尿生殖器等都有可能，心臟、血
管、皮膚、肌肉、骨骼、關節等處也會。所以常會聽病患提
到有暈眩失眠、多夢、睡眠淺、沒有食欲、覺得容易疲倦等
不是很專一的症狀出現。如果出現在手上，會常常感覺手腳
麻麻冰冰的；頭則是頭痛、頭重，眼睛常會乾澀疲勞，口乾
舌燥等，或病患特別喜歡吃甜的、吃鹹的，喉嚨有異物感，
或是哽住的感覺；呼吸道的話就是胸悶，覺得胸口有東西像
被大石頭壓住一樣；消化系統則是有時候便秘、拉肚子，感
覺胃脹脹的、放屁頻繁，覺得反胃、噁心等；泌尿道的話，
可能會出現頻尿、排尿排不乾淨，或生殖器的問題，譬如陽
痿和搔癢；至於心悸、頭暈眼花、胸口有壓迫感、頭部充血、
臉紅、血壓變動很大、耳鳴，還有一些皮膚乾燥，甚至多汗

搔癢，或全身痠痛不能使力，關節僵硬等，都屬於心血管問題。

因此會發現有很多症狀完全沒有專一性，所以自律神經失調是一個很特別、沒有專一症狀、不受大腦控制，但很容易受大腦影響的存在。尤其在緊張的時候，交感神經會亢奮，悲傷或情緒低落時，交感跟副交感則都會受到抑制。因而不是只有副交感的問題，不安或憤怒，交感跟副交感一樣都會亢奮，所以當我們面臨壓力，或有強烈情緒的時候，我們的自律神經就會影響到內臟器官，長期下來不管生理、心理當然都會受到影響。

門診常會遇到這種病患，尤其像考生，大考來臨之前睡不著，造成痘痘亂長，有可能就是自律神經失調所致，容易陷入越睡不好，情緒就不好，情緒越不好，症狀就越多的惡性循環當中，通常如果發現病患的症狀跟自律神經有關，中醫介入時就會根據患者發生的症型去做分類，然後給予不同的治療方式。

當然我們希望讓交感副交感的狀態能夠回穩，所以中醫認為自律神經失調跟**內傷七情**有關，就是怒喜憂思悲恐驚，

因為跟現代人的生活壓力，或情緒變化過大有關係，像是怒傷肝、興奮過度傷心、憂思傷脾、悲傷傷肺和驚恐傷腎，因而才會造成內臟失調，以上就是中醫的基礎理論。

有些人是因為作息不好，而造成的自律神經失調，有些人是因為攝取過多咖啡和茶，或是濫用藥物，長期下來當然就會造成失衡，那在內外影響之下，就會造成上述講的很多症狀，如心悸、頭暈、盜汗，搞得好像是更年期障礙一樣，事實上更年期障礙也不是每個人都有，只有 30% 的女生會感受到更年期障礙的症狀，其中大部分都是可控的。

不是要汙名化更年期障礙就是自律神經失調，兩者的症狀也未必完全相同，會針對不同狀態給予不同的藥，譬如說患者是比較抑鬱，或是覺得壓力大，這個情形會給一些像是逍遙散、柴胡疏肝湯等以紓解肝氣，讓它不要鬱得太厲害；如果是容易肝陽上亢，頭暈、頭痛、頭重等就要平肝，可以用像是天麻鉤藤飲；有的是很憂鬱焦慮，容易拉肚子、貧血、頭暈，可以用歸脾湯或是甘麥大棗湯來緩和情緒，所以有相當多的處方用藥可以用來治療，但以上只是稍微提及，大家千萬不要按圖索驥，自己去亂買這些東西，最終還是得交由專業醫師來做診斷。

自律神經失調的居家養護

　　中醫在治療上，因為現代人受到的刺激跟影響很複雜，不是只有單一的症狀，所以會用複方下去調理，然後再斟酌搭配一些單味藥，以及老生常談一下飲食規律，或利用穴道按摩，或一些緩和運動等等。

　　茶飲的話，如果要紓解肝氣可以泡玫瑰花茶；如果心神容易起伏，可以用百合蓮子湯，這也是很好安神的湯品；很憂鬱的話，如常常想著想著就掉眼淚，甘麥大棗湯就是常用的處方。上述這些都是關於自律神經失調，常常會聯想到的症狀跟相對應的藥物。

　　在自我調理的方向，例如說要自己在家進行調理，大家很喜歡使用拔罐或刮痧或者按摩穴道的方式，有幾個穴位介紹給大家，內關、神門穴、足三里、三陰交等自己都可以按得到，可以用按的，當然也可以用拔罐的，可以拔一下內關、足三里、三陰交。會影響到心俞肝俞脾俞腎俞等等，背上這幾個地方，都可以去拔罐。當然這類人如果肩頸僵硬，也可以拔上背部，如果濕阻中焦當然容易疲勞，這時候可以拔肚子，譬如說中脘穴、氣海穴，都可以緩解疲勞。

　　按摩可以按腳心，按手心，刮痧順著膻中穴往肚臍的方向刮，或是從足三里往下腳踝的方向刮，亦或者三陰交往陰陵泉的地方刮，再來可以從內關往心臟的方向刮，或是神門往心臟的方向刮，如果有自律神經失調的問題，可以從這幾個方面來做一些養護。

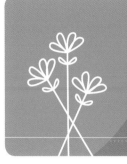

🌿 現代社會常見的睡眠障礙

睡眠障礙很常見，在台灣大概十個人當中就有一個人會失眠，失眠症狀有很多種，譬如說很難入睡、睡得很淺、容易做夢，還有越睡越累等，這些都很常見。在門診常有患者明明身體很累但無論如何就是睡不著，但是坐在沙發上卻可以睡著，不過一躺到床上又睡不著了，有的則是躺很久都睡不著，還有些是會一直醒來，我們通常會問患者醒來大概都醒多久，有的每次都 30 分鐘，有的是去上個廁所回去就睡不著了，有的不是每天都會這樣，但原則上每個禮拜超過 3 天就不太好。

有些人在工作壓力、焦躁、煩悶、憂鬱下，長期睡眠品質不好，自然會影響到身體的機能，例如血壓升高、眼睛乾

澀、口乾舌燥、精神不濟，而有的人睡了 8、9 個小時，卻還是很累，甚至是越睡越累，要不然就是常常做噩夢。還有患者從白天就開始擔心晚上睡不著，越到睡眠時間就更睡不著，甚至在工作時會有些注意力不集中、頭暈、耳鳴、頭痛、反胃或噁心。

良好的睡眠品質是指我們在睡覺的時候，有 8 ～ 9 成的時間都是睡得安穩，不太會意識到自己醒過來的，最好的狀況是在躺下後的 **30 分鐘之內**可以睡著，然後睡眠途中醒過來，清醒時間不要超過 **20 分鐘**，若有一次超過就要小心，是不是睡眠品質不行，或是有一些焦慮、緊張、壓力等造成睡眠品質不是太好。

當然睡不好皮膚會變差，睡不好第二天醒來都會覺得自己怎麼老了這麼多，所以很多人失眠的時候都會想到用藥物來幫忙解決。不過現在資訊發達，大家常常會自己上網查詢，看看健康食品有效，或是去喝個什麼茶有效。其實對中醫來說還是要對下藥。

🌿 失眠的種種原因

是什麼原因會造成失眠呢？有可能是因為壓力大而引起焦慮，或是因為悲傷而睡不著，或者是我們常講的精神狀態不穩定，譬如說思覺失調，或者是憂鬱、躁鬱等都容易失眠。

再來是環境，一般來說，心理因素通常跟個性有關係，所以可以先從環境來改善，例如你家的玻璃、窗戶很薄，或是不太密閉，然後房子又剛好睡在大馬路旁，晚上是不是就很難睡，或者是房間內燈開得太亮，亦或窗外的燈很亮，所以通常都說睡眠環境要先弄好。再來如果室溫太高或蚊蟲叮咬，當然都會讓人很難睡，還有一些其他的情況，譬如身體的疼痛，像胃食道逆流，一躺下就想咳嗽，或喉嚨不舒服、身體痠痛，像有一些 7、80 歲的老人家，常常說身體痠痛到睡不著，這些都很常見；或是有在服用一些藥物，這些藥也可能會讓人睡不著，像是有些患者在吃荷爾蒙的藥，就特別容易躁擾跟情緒不穩，這也會導致容易睡不著。

此外，像是睡眠習慣不好常常熬夜，打亂了作息時間，或飲食習慣不好，例如喜歡吃宵夜、晚餐吃得太重口味，造成一些胃的負擔，我們常說如果要睡得安穩，第一個**脾胃**就

要安穩。再來還有一些是對菸、咖啡因和酒的依賴，尤其常聽到患者說睡不著喝杯酒就會好睡，這裡要注意，那些喜歡在睡前喝酒的人，常常半夜很容易醒來，是容易入睡沒錯，把自己灌醉當然容易入睡，但是半夜會一直醒過來，所以睡眠狀況反而是不好的；再來是有的人對茶跟咖啡很敏感，那這些人沈醫師建議，下午 4 點後就不要再碰這些比較刺激的東西了。當然現在的工作性質很多，有的人上大夜班、小夜班，甚至女孩子荷爾蒙的影響也會造成睡不好。

大家常常會說看看專家講什麼、專家常說你一定要如何如何……這種你一定要怎麼樣的話，譬如說一定要讓自己在 30 分鐘內睡著，你聽了這種話之後反而給自己的心理壓力越來越大，會想自己如果沒在 30 分鐘內睡著是不是就是睡眠障礙。再來就是很多資料建議的助眠方法，例如說利用香氛、泡澡，可以讓自己比較放鬆好入睡，這都是老生常談，可問題是這也會面臨心理壓力，一直想著要去準備一個澡盆或是薰香，結果搞東搞西讓自己神經緊張。

🌿 解決睡眠障礙

　　大家可以自行選擇一個能讓自己比較放輕鬆的方法，方法因人而異，不是每個人都一樣。但可以肯定的是，當我們要入睡前，手機或平板這種近距聲光的刺激絕對不能太多，有時候醫生會建議選一本書，在睡前看個幾眼，可能看著看著就想睡了，但有人故意選懸疑刺激的，不然就是要動腦的書，這種就會是反效果，越看精神越好。

　　再來還有一點很重要的當然床具的選擇，有的人一輩子都找不到合適的床，可以去床具店躺一下，不能用手摸一摸覺得舒服，或坐一下覺得舒服就買了，可以躺個 10 至 20 分鐘，看看有沒有辦法讓你有感到舒服、安心、放鬆，這樣你才有辦法睡。此外，溫度也很重要，太冷太熱都會讓人睡不好，還有光線也會影響，台灣住宅區大部分屬於比較密集型的社區，所以我們需要把窗簾加厚，減少光線的刺激。

　　最後要談的是飲食，平常可以多吃全穀類食物、綠色蔬菜、水果、堅果等等，或是一些乳製品、優質的蛋白質，這些都有機會幫助入睡。也可以利用中藥幫助順眠，如果因為神經衰弱而很難入睡可以用酸棗仁泡茶喝，或者用五味子，

市面上皆可購買到。此外，酸棗仁、五味子、麥門冬、麥芽、合歡皮，也可以用來泡茶喝，這些都可以幫助我們入睡，也可以讓我們安神跟除煩，不這麼憂鬱。但蓮子心本身比較苦，如果怕苦也可以用麥門冬代替。

再來要談台灣人所受的失眠之苦，據統計台灣人一年吃下的安眠藥高達上億顆，可見台灣人的壓力不小，在睡眠部分有許多難以入睡或很容易醒的問題。我們常常聽到新生兒應該一天要睡 18 至 20 小時，如果是學齡前兒童，可以睡到 12 至 14 小時，但照台灣教程的安排，國小學生要睡 12 小時是不太可能的，至於成年人最好睡 7 至 9 個小時，但你會發現很多國中生、高中生平均都睡不到 7 個小時，至於老年人一般只要睡 5 至 7 個小時，像我就是 (笑)。

其實最主要還是跟**環境壓力**有關。如果以教科書來講，大概會有這些規範，一個睡眠週期大約是 70 至 100 分鐘之間，假設我們抓 90 分鐘，在整夜的睡眠大概是 4 至 6 個睡眠週期，所以原則上每個睡眠週期，中間就算稍微醒過來，應該也要很快就入睡，如果每次醒過來又入睡需要超過 20 分鐘的時間，就是屬於較不好的睡眠狀況。

🌿 身心影響睡眠品質

　　先前提到中醫比較常從幾個角度來看睡眠，最常見的是內傷七情稟賦不足，或是房勞久病年邁體虛，兩者都跟氣血還有神志不安有關係，像現在人最常見的就是肝氣鬱結，每天都不知道在氣什麼，不是憂鬱就是很容易動怒，常常會做出失控的舉動，這都是因為情緒無法化解所造成。再來就是容易受驚嚇的人，像現在恐慌症也很常見，這些人通常會有睡眠問題，像是常做噩夢，還有些人則是有太多煩惱，思慮過多會損傷心脾，進而心傷、心血暗耗、神不守舍，脾傷就變得無以生化精微，營血虧虛不能奉養於心。白話一點就是因為我們心思所想，所以心神不安，心神不安就不能睡好，再來就是稟賦不足，腎氣不足，常常聽到心腎不交，心火內熾，不能下交於腎，所以就心腎不交，或肝腎陰虛，真陰精血之不足、神不安。再來就是飲食不節，最常見就是吃宵夜，這會讓脾胃容易受傷，胃失其和就會睡臥不安。

　　根據不同原因、不同症狀中醫會採取不同的治療方式，心火很旺的人會心煩不寐、躁擾不安、口乾舌燥、口舌生瘡、小便黃赤，對此我們會用一些比較清心降火的中藥材，大家最常聽到的就是黃蓮解毒湯，這裡面有一些瀉火氣的藥；再

來是現代人很常見的肝鬱化火，動不動就跟人吵起來，這叫做性情急躁，常常頭暈腦脹，有的還會伴隨臉紅脖子粗、耳鳴等，這種狀況會服用龍膽瀉肝湯來治療，但如果吃了會有大便秘結的情況可以改用當歸龍薈湯。

　　有些人整個昏昏沉沉、頭重腳輕、胸悶煩悶甚至吃不下、噯氣吞酸等等，不然就是半夜容易醒來，這時候可以服用溫膽湯，胃不和就臥不安，所以主要還是要調整一下腸胃的問題，譬如讓腸胃消化好，可以服用保和丸，這是常用來治療腸胃消化不良的人，一旦消化好就能夠安神。至於陰虛火旺，就是作息常常很亂的人，常常熬夜，造成肝腎陰虛，白天心悸，晚上心煩，頭暈耳鳴，這都是常見腎虛的症狀，腎虛久了口乾舌燥，甚至五心煩熱，五心指雙手心雙腳心跟心窩，這種狀況常用六味地黃丸。再來是心脾兩虛，這也很常見，因為煩惱而容易耗傷心脾，多夢易醒，也一樣會心悸頭暈，這時候就常用歸脾湯，但如果是膽熱不眠，則用酸棗仁湯，但是需注意酸棗仁湯裡面有些許清熱成分，如果不是真的膽熱不眠的人，吃了影響不太好。以上提供的症狀及相對應藥材，不建議自行隨意購買服用，還是須交由專業醫師判斷指示！

　　中醫在開方子常常會有所斟酌，因為現代人睡不好的原因很複雜，不是單純像剛剛講的心脾血虛，現代人常常會有入睡困難、時睡時醒，不然就是淺眠，或太早醒過來的問題，這很常見。切記，如果你很常發生且持續超過 1 個月，或 1 個禮拜超過 3 次以上有上述的睡眠問題，就是標準的睡眠障礙患者，需進行治療調理。

🌿 中醫治療睡眠障礙

　　接下來向大家介紹，如何用一些中醫養生的方式來調理睡眠，譬如說用拔罐的方式，剛剛講到胃不安則臥不安，所以可拔內關穴，內關心、胸、胃；再來是壓力很大的人，容易感到肩膀肌肉緊繃，則可以拔肩井穴；至於心理因素影響的，譬如說壓力、焦慮、容易生氣、情緒不穩，可以拔心俞、肝俞，甚至是脾俞，如果是因為心脾血虛的問題，就可以在這幾個地方進行拔罐。

　　如果只是接連幾天睡不好覺，這種是短暫性的失眠，那如果是反反覆覆超過一個月以上，我們稱為慢性失眠。可以利用刮痧治療。大致分成幾個方式，第一個是可以在百會穴，

不管是用點按也好，或是用刮痧輕刮也可以，但要注意，如果是小朋友、小 BABY 則千萬不要刮。再來是脾俞，脾俞在我們的第十一節胸椎椎棘突下，旁開一寸半，這處就是脾俞，順著脾俞往下按壓即可。

　　我常說學習穴道其實很辛苦，這裡教大家怎麼去找到大致的位置，首先趴下來背上會出現兩條脊肉，這就是豎脊肌，豎脊肌最高的地方可以往下刮，把經脈氣血刮順、刮開，就會很好睡；再來就是腹部氣海穴，往中極穴的方向刮，順了氣後通常可以好睡一點；或者是可以刮心包經，沿著手腕往內關的方向刮，或從腕橫紋末端，往心臟的方向刮，就是從神門穴往上刮，這幾個地方其實對睡眠是有幫助的。

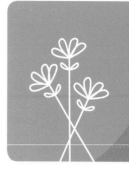

落枕

落枕的原因

前面有提到睡眠障礙，睡眠障礙常伴隨落枕問題，睡不好會影響到氣色，落枕是不是也會影響到氣色？因為我們臉部的表情，或是臉皮的彈性、循環，跟頸部都是有關係的。落枕關係到好幾塊肌肉，最常見的那塊叫**胸鎖乳突肌**，就是讓脖子往左邊轉或右邊轉，下巴往左邊偏往右邊偏的部位，所以最常見的落枕是胸鎖乳突肌的拉傷。

落枕顧名思義是「從枕頭上跌下來」，所以落枕就是睡覺睡一睡頭從枕頭上滑下來，一整夜脖子掛在那邊，然後風一直吹，這個部位循環變差，肌肉收縮，起床一動一拉就會痛，頭沒有辦法轉動，這就是一般的落枕。這時候按胸鎖乳突肌，在鎖骨端、胸骨端也會痛，或者按它的起始點、終點，

胸鎖乳突肌的終點在乳突，就是靠近風池穴附近，按這個地方也會很痛，甚至整個脖子的正中央，扶突穴也是一樣，按了也是很痛。

　　落枕的原因很多，不光光是睡眠過程才會造成，日常生活中也常常會不小心落枕，例如：久坐辦公導致長時間低頭或姿勢不正，而造成肩頸僵硬；精神壓力促使肩頸肌肉處於緊繃狀態，也更容易落枕；睡姿不良如趴睡、手枕著頭睡，都容易造成肌肉壓力不均；枕頭不合會在不知不覺中使頸部肌肉過度伸展或屈曲；氣候寒冷讓頸部受寒，造成血液循環不良肌肉收引；感冒生病導致上呼吸道感染或感冒，造成頸部肌肉群發炎等等，都是導致落枕的原因。在中醫上來看，有可能是風寒濕邪，也有可能是氣血經絡阻滯，可以針對下面介紹的穴道進行針灸或按摩。

🌿 針灸治療落枕

　　專業的醫師在扎針時，會取手上位於食指與中指骨間，指關節後約一指寬處的落枕穴，就是外勞宮，又稱為落枕穴、項強穴。再來就是扭傷穴，扭傷穴就是手三里穴，位置在前

臂背面橈側，當陽溪穴與曲池穴連線上，肘橫紋下 2 寸為手三里穴位所在之處，再來可以局部去扎風池穴、肩井穴，或阿是穴，就是頸椎附近哪邊最痛就往那個點扎下去，然後就會比較放鬆。

再來因為美顏針的治療手法會處理到胸鎖乳突肌，因為它如果放鬆，相對來說臉部的氣色循環、皮膚的彈性，甚至輪廓線都會變得比較好，所以胸鎖乳突肌對美顏針而言也很重要，因此美顏針也會去扎胸鎖乳突肌，因為這上面有很多板機點 (Trigger point)，這幾個點只要扎一下，它們一鬆開脖子就會好很多。

🌿 落枕的居家保健

如何做居家照護呢？可以做一些輕微的伸展，切記不要一起床就用力轉動脖子，可以先稍微做一個暖身體操，脖子輕輕地畫，有點像在畫 8 字，慢慢把頸椎肌肉鬆開，平常也可以熱敷跟做局部的伸展，我常講說，頸部的伸展操千萬不要虐待自己，不要去找很難的伸展操做，要順著肌肉的紋理去拉筋，慢慢地拉，不要太用力，每個方向拉 30 秒至 1 分鐘，

頸部肌肉自然就會慢慢鬆開了，這是一個自我保健的方式。

再來談談大家很喜歡刮痧拔罐，一定要刮對地方，由於頸部肌肉循環不是那麼好，所以原則上是刮在胸鎖乳突肌後面來增加頸部的循環，不要直接刮在胸鎖乳突肌前面，因為上面有血管。而胸鎖乳突肌的前方有頸動脈竇，這會影響到我們的血壓，按著按著容易頭暈，甚至去刮胸鎖乳突肌的話，會造成迷走神經性的暈厥，所以必須很小心。

刮痧時可以從風府，位置在正坐或俯臥，項部正中線後髮際上 1 寸枕外隆凸直下即為風府穴。刮到大椎穴，它在我們低頭時，脖子和背部相接的地方，有塊明顯骨頭隆起，大椎穴就在它的下方凹陷處（「第七頸椎棘突」與「第一胸椎棘突」之間隙），這一段部位是可以刮的。

再來是從風池穴慢慢往肩頸、往肩膀，甚至往肩胛骨中心的方向刮，只要把背部的積血刮順，原則上循環就會比較好。

至於拔罐拔在哪裡呢？可以拔在肩井穴、肩中俞、肩外俞、大椎穴、天宗穴，甚至陽陵泉，腳上可以拔陽陵泉，落

枕穴在手上所以很難拔，因此可以拔在手臂上，譬如手三里穴，或扭傷穴，都可以改善肩頸部的循環。

當然肩頸部的肌肉平時還是要保持溫暖、彈性，如果受涼風吹，當然就容易造成肩頸的緊繃僵硬，以上這些方式都可以用來改善落枕。

過敏

✿ 敏感性皮膚的過敏

　　過敏是一種免疫的問題，主要和敏感性皮膚有關係，像是痤瘡、青春痘跟酒糟性皮膚這些其實都算是敏感性皮膚的一種。在皮膚過敏中最常見的就是風疹塊，再來則是像蕁麻疹、過敏性鼻炎、流鼻水等。其他還有像皮膚的灼熱刺痛也是，例如碰到一些化妝品所造成的皮膚灼熱、刺痛。再來接觸性皮膚炎也算是，譬如今天接觸到什麼刺激性的東西，或是碰到什麼而造成蕁麻疹，亦或者說長期溫濕度的變化，也會刺激皮膚。跟上皮組織有關的，例如我們的鼻黏膜、呼吸道或皮膚，這些都可能會產生一些過敏反應。過敏如果是出現在頭面部的話，有時候會出現一些紅疹、丘疹甚至水皰、糜爛、滲出液都有可能，主要看是受到哪種刺激，「過敏」是一門很深的學問。

鼻子過敏通常是內含很多的水分，水分堆積後當然就容易滲出；腸胃道也會過敏，腸胃道過敏最常出現的症狀就是拉肚子；呼吸道過敏嚴重時甚至會哮喘；還有咽喉出現緊縮感，像我們就常遇到說，這一輩子不會因為蝦子而過敏，但到了 50 歲、60 歲時，一隻蝦子反而可能使人出現呼吸不順、氣喘、喉嚨卡住等症狀。

人體的免疫機轉本來就是保護人，不要因為受到外界的各種刺激，比如外面不乾淨的空氣或一些病毒細菌進入到人體，像打噴嚏就就是一種免疫機制，在鼻腔接觸到不乾淨的東西後，打噴嚏可以將髒東西排除；皮膚過敏也是，皮膚一有狀況，知道什麼東西能讓人體造成過敏，以後就知道不要再去碰它，這就是對人體的一種警覺。其他常見的像是過敏性蕁麻疹、風疹，或者是異位性濕疹、皮膚炎、異位性的這種支氣管氣喘、鼻炎、過敏性的皮膚炎等等，這些也都跟我們的免疫機轉有關係。

🌿 找出過敏的元兇

我們平常看診最常見的，是患者常常接觸到一些東西而

過敏，像是有人一吃退燒藥就過敏，因此我們要去找出感染源、過敏源。

　　看到這你一定會好奇，我們最常找出的元兇是什麼？有時候是因為環境中的**塵蟎**多，全台灣有百分之八十的人都是塵蟎過敏，那該怎麼辦呢？最主要是要打掃，聖經裡面也提到你要保持居家的乾淨，這其實可以說是一個規範，我們平常也是要保持居家的乾淨，整理後就比較不會有這種刺激性的東西出現。另外比如像花粉、房間裡面有粉塵、黴菌、動物的毛髮或分泌物，它們飄散在空氣中時，都很有可能會造成過敏，有的是呼吸道過敏、有的是皮膚過敏。

　　另外還有許多因素也會讓人過敏，**溫濕度**對身體也是有影響的，像是長期居住在地下室等較潮濕、容易發霉的的地方；或者飲食習慣，常常食用放置許久的食物，食物長時間接觸空氣會滋生黴菌，也會造成身體上的過敏反應。食物是最常出現的一種過敏原，大家都知道吃不對東西會起蕁麻疹，或是小朋友吃了會拉肚子、腸胃脹，所以我們要特別去找出是什麼東西讓你容易過敏。

　　原則上以皮膚來說，皮膚出現一些很癢的紅斑腫塊，甚

至水泡脫屑，造成像苔蘚化的那種濕疹等等，這些都是一些比較常見的過敏反應。

食物過敏，必須要知道你到底吃了什麼東西，有的人可能對於花生、豆類、魚蝦，甚至對一些香菇、巧克力等，都可能會產生一些過敏的反應。那你身體在發癢的時候，需要注意某些含有比較多組織胺的食物，因為食物裡含的組織胺多，會容易讓你保持癢的感覺。

再來就是，蚊蟲叮咬也可能會造成皮膚突然發癢過敏的情形，但這種通常在一個禮拜之內就會恢復，不過年紀較小的小朋友，如果被蚊子叮都腫得特別大，過敏反應就特別強，這種狀況不用太過緊張，唯一方法就是阻止他一直去抓，如果一不小心抓出了傷口，就容易會造成蜂窩性組織炎，這需要特別注意。

那如果皮膚癢，身體又有一大堆的紅疹，越抓越腫，甚至吃到一些過敏的東西，它可能會過敏得越來越厲害，其實關於這種過敏性的體質，很多民眾大多會以西醫類固醇來做處理，因為中醫要做體質上的調整，通常需會花費一點時間，2、3個月到半年都有可能。

　　門診常有 3 歲、4 歲的小朋友，有四彎風也就是手肘、膝蓋後面出現脫屑，甚至抓到出水或有一些苔蘚化的情形，這種情況怎麼辦？一定要內外兼治，一方面吃藥，一方面開一些藥材去泡澡，這樣反應會比較好。內外並進，就是不管是內服或外敷，亦或用中藥的藥膏或藥材下去煮、去泡澡，都是有幫助的。

　　我們在診斷到底是何種原因造成身體的過敏反應時，很多常見症狀就是蕁麻疹，或是有一些可能紅疹、丘疹、紅斑等等，這種情況通常是食物所引起的，所以我們要去找是什麼食物造成的。再來的懷疑對象就是藥物，最近有沒有吃到什麼藥？再來才是有沒有被什麼蚊蟲叮咬，或像是花粉塵蟎這種，平常較少接觸到的。

　　我們還常常碰到，有的小朋友平常都沒事，但一回阿嬤家就感到全身癢，這可能是因為阿嬤家比較多古董，這些古董放置的時間久了，沒有特別去照顧時，就比較會附著一些像是塵蟎等過敏原，不管是吸入或碰觸到，都有機會是導致過敏的原因。其他還有譬如說黴菌或是有一些病毒性的感染，也是會造成身體出現像小水泡狀、水珠狀的這種小疹子。

除此之外，舉凡溫度冷熱的變化、運動過後，或是情緒性的起伏也會有所影響，那其他的免疫疾病會不會呢？也是會的，有一些免疫疾病，例如修格蘭氏症，我們稱它為乾燥症，乾燥症患者容易出現皮膚乾癢的症狀，會讓人忍不住去抓；或者是常常需要摩擦跟洗滌，手上就會有一些過度的刺激或傷口，也會造成皮膚困擾。

皮膚過敏是有很多的原因所造成的，大多都是吃進去，或是碰到什麼，對於比較敏感的體質，就需要特別注意你碰過什麼東西。而一直提到的生活習慣、飲食，雖然是老生常談，但的確就是比較容易引起過敏反應的原因。譬如說，一般中醫在對抗皮膚過敏時，都說血虛風燥會造成皮膚癢，那我們就用一些補血的藥，氣血兩個都虛，就氣血兩個都補。如果是皮膚本身的問題，而肺主皮毛，我們就會用一些比較清肺熱的藥去做調整。

🌀 敏感皮膚的日常保健

過敏以穴道按摩來說，可以用曲池穴或血海穴。皮膚的問題，最重要的兩個穴道就是曲池跟血海，另外如足三里也

可以，因為這跟我們的免疫有關，所以可以藉此做調節。有些女性在月經前也會起風疹塊跟皮膚癢，這就與賀爾蒙相關，這時可以去按三陰交、合谷。而有時候臉上會癢，譬如酒糟性的皮膚，當臉上癢時，也可以按合谷穴。

　　此外也可以去針對背上的一些穴位，比如像風府、大椎這些地方，可以用刮痧板輕輕地在這幾個地方刮，從背由上往下這樣刮風府、大椎，從脖子上面一路往下，這些地方輕輕的去刮它，就能對於蕁麻疹的調理起到一些調節的效果。

　　這大概就是我們常講的，不管你今天有什麼樣的問題，不管過敏主要是在哪裡，當你過敏的情形較多，譬如說，你有呼吸道或是皮膚的敏感，肺主皮毛，這時候，可以對中府穴、雲門穴進行拔罐，它其實是肺經一個前面的穴道，這兩個穴道，對於改善皮膚敏感跟呼吸道敏感都有幫助。所以皮膚過敏，囊括了剛剛提到的濕疹、接觸性皮膚炎、蕁麻疹、銀屑病，甚至連痤瘡，我們都覺得跟皮膚敏感都有所關聯。

　　針對皮膚過敏問題，可以煮潤膚湯來改善（做法及食材請參考第三章凍齡湯）。除了潤膚湯以外，也可以從日常我們保健下手，像剛剛講了拔罐在雲門中府，然後再來是按摩

按血海跟曲池穴，如果你臉上有一些過敏的情形，可以按合谷穴。

至於刮痧的話會刮在後腦勺這個地方，就是後腦勺風府到大椎的這一塊，或是往兩邊刮，刮在隔俞、背俞（俞讀音唸「ㄕㄨ」，這是古字念法），對於皮膚過敏都很有幫助。

美 | 麗 | 筆 | 記 |

BEAUTIFUL NOTES

◇　◇　◇

從中醫美容、美顏針灸、
穴位按摩、養生食譜到日常保健，
希望這本書能為您帶來助益！

VI00107

實用居家漢方美容

穴位按摩、養顏食譜、日常保健、美顏針灸，不侵入、不動刀也能給你超強的逆齡美容法

作　　者—沈瑞斌
總 策 劃—羅馨蕾
攝　　影—鄭龍生、王鴻俊
妝　　髮—美　琪、洪詩綺
平面模特兒—粟　粟
封面設計—鄭婷之
內頁設計—楊雅屏
責任編輯—王苹儒
文字編輯—曾　濬
行銷企劃—宋　安

實用居家漢方美容：穴位按摩、養顏食譜、日常保健、美顏針灸，不侵入、不動刀也能給你超強的逆齡美容法 / 沈瑞斌作 . -- 初版 . -- 臺北市：時報文化出版企業股份有限公司 , 2021.09
面；　公分
ISBN 978-957-13-9430-5(平裝)

1. 中醫　2. 美容

413　　110014911

總 編 輯—周湘琦
董 事 長—趙政岷
出 版 者—時報文化出版企業股份有限公司
108019 台北市和平西路三段二四〇號二樓
發行專線　（02）2306-6842
讀者服務專線　0800-231-705、（02）2304-7103
讀者服務傳真（02）2304-6858
郵撥　1934-4724 時報文化出版公司
信箱　10899 臺北華江橋郵局第 99 信箱
時報悅讀網— http://www.readingtimes.com.tw
電子郵件信箱— books@readingtimes.com.tw
時報出版風格線臉書— https://www.facebook.com/bookstyle2014
法律顧問—理律法律事務所　陳長文律師、李念祖律師
印　　刷—綋億印刷有限公司
初版一刷— 2021 年 9 月 17 日
初版二刷— 2021 年 10 月 15 日
定　　價— 新台幣 390 元

時報文化出版公司成立於一九七五年，並於一九九九年股票上櫃公開發行，於二〇〇八年脫離中時集團非屬旺中，以「尊重智慧與創意的文化事業」為信念。